LINDA WITTMARK
WOLFGANG LINK

SCHILDDRÜSE
HEILEN

Therapien und **Selbsthilfe** bei **Über-** und **Unterfunktion**, **Knoten, Hashimoto & Co.**

LINDA WITTMARK
WOLFGANG LINK

SCHILDDRÜSE
HEILEN

Therapien und **Selbsthilfe** bei **Über-** und **Unterfunktion**, **Knoten, Hashimoto & Co.**

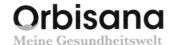

Inhalt

Einleitung 6

Darf ich mich vorstellen? Ich bin Ihre Schilddrüse! 9

Was macht die Schilddrüse eigentlich? .. 10
Woher weiß die Schilddrüse, wie viel Hormon sie produzieren muss? 11
Wozu brauchen wir Schilddrüsenhormone? 12
Wodurch äußern sich Schilddrüsenerkrankungen? 12
Wie häufig sind Schilddrüsenerkrankungen? 13

Wenn die Schilddrüse schwächelt – die Schilddrüsenunterfunktion 15

Hashimoto: Das Immunsystem greift die Schilddrüse an 16
Weitere Ursachen für eine Schilddrüsenunterfunktion 23

Zu viel des Guten – die Schilddrüsenüberfunktion 25

Morbus Basedow – wenn das Immunsystem die Hormonproduktion ankurbelt .. 26
Autonome Adenome in der Schilddrüse: Wenn die Schilddrüse heiß wird 29
Thyreoiditis: die entzündete Schilddrüse .. 30
Schilddrüsenkrebs: bösartige Erkrankungen der Schilddrüse 31

Und sonst so? Was der Schilddrüse noch fehlen kann 33

Struma: Der »Kropf« ist auf dem Rückmarsch 34
Kalte Knoten 35
Akute Schilddrüsenentzündung 36
Thyreoiditis de Quervain 37

Schilddrüsenhormone richtig einnehmen 39

Wer braucht wie viel Schilddrüsenhormon? 40
Welches Präparat soll ich nehmen? ... 40
Wie nehme ich Schilddrüsenhormone ein? 41
Was muss ich bei der Einnahme mit anderen Medikamenten beachten? 42
Worauf muss ich bei der Einnahme von Schilddrüsenhormonen sonst noch achten? 43

Die schilddrüsenfreundliche Ernährung 45

Jod – das Salz in der Suppe 46
Selen............................. 49
Eisen............................. 52
Vitamin B12 54
Antioxidantien und Omega-3-Fettsäuren . 55
Vitamin D 57

Wie Ihre Darmflora Ihre Schilddrüse schützen kann 63

Was hat die Schilddrüse mit dem Darm zu tun? 64
Futter für die guten Bakterien 65

Pro- und Präbiotika – was hat es damit auf sich?. 65
Dysbiose und Autoimmunkrankheiten . . . 66
Was kann ich sonst noch für meinen Darm tun?. 67

Weniger Stress, mehr Gesundheit 69

Schritt 1: ein regelmäßiger Schlafrhythmus 71
Schritt 2: Finden Sie eine Entspannungsmethode, die zu Ihnen passt. 73
Schritt 3: Sport. 76
Schritt 4: Ernährung gegen Stress 78
Schritt 5: Zögern Sie nicht, sich Hilfe zu suchen 80
Stressreduktion ist ein lebenslanger Prozess. 81

Rezepte

Schilddrüsenüberfunktion..84

Zitronen-Gurken-Wasser 85
Roastbeef-Sandwich 87
Rotkohl-Möhren-Salat 89
Tomaten-Melonen-Salat 90
Kalbsleberpfanne 93
Rindfleisch-Brokkoli-Wok. 94
Kalbskotelett mit Bratbirne 97
Aprikosen-Muffins 99
Obstsalat 100
Bratapfel bayrische Art. 102

Schilddrüsenunterfunktion 104

Chia-Pudding mit Mango 105
Orangen-Möhren-Smoothie 107
Spinat-Ananas-Smoothie 108
Overnight Oats. 110
Linsen-Orangen-Suppe. 113
Brokkoli-Kartoffel-Suppe 114
Spinatsalat mit Eiern und Avocado . . . 117
Steinpilz-Risotto 119
Spitzkohl-Auflauf 120
Thunfisch-Avocado-Salat 123
Sushi mit Lachs 125
Roter Heringssalat 126
Lachsrolle mit Spinat 128
Lachskoteletts mit Spinat 131
Miesmuscheln in Tomatensugo 133
Petersilien-Pesto. 135
Selbstgemachtes Thymianöl 136

Hashimoto...138

Beeren mit Hüttenkäse 139
Rote-Bete-Hummus 141
Avocado mit griechischer Füllung 142
Bunter Bohnensalat mit Thunfisch . . . 145
Blumenkohl-Birnen-Salat 146
Zwiebelquiche 149
Ziegenkäserolle mit Salat. 151
Mandelbrownies – ohne Backen 153

Rezeptübersicht. 154
Über die Autoren 159
Impressum 160

Einleitung

Könnten menschliche Organe ein Lebensmotto wählen, so würde das unserer Schilddrüse vermutlich lauten: »Alles oder nichts«. Eine gesunde Schilddrüse macht sich überhaupt nicht bemerkbar. Liegt aber eine Erkrankung oder Störung vor, dann kann sich das in einer Vielzahl ganz unterschiedlicher und oft sogar gegensätzlicher Symptome äußern: Übergewicht, Untergewicht, Müdigkeit, Unruhe, Frieren, Hitzegefühl, Verstopfung, Durchfall, ein erhöhter oder ein sehr niedriger Cholesterinspiegel – all diese Symptome (und noch viele mehr) können auf eine Schilddrüsenerkrankung hinweisen.

Die Hormone, die die walnussgroße Drüse unterhalb des Kehlkopfes produziert, spielen eine enorm wichtige Rolle im Organismus. Es gibt kaum eine Körperfunktion, auf die sie keinen Einfluss haben. Umso vielseitiger ist natürlich das Störungsbild, wenn die Schilddrüse ihrer wichtigen Aufgabe nicht mehr richtig nachkommen kann.

Ein solcher Prozess beginnt oft schleichend und wird deshalb meist nicht sofort bemerkt. Unspezifische Symptome wie Müdigkeit werden nicht unbedingt mit einer Erkrankung in Verbindung gebracht. Wenn doch, dann kann eine Vielzahl verschiedenster Ursachen dahinterstecken. Bis die Schilddrüse als Verursacher ausgemacht wird, dauert es manchmal Jahre.

Besonders oft sind Frauen betroffen. Deren Leiden werden gern mal zu Unrecht als Zipperlein oder »Frauenleiden« kleingeredet und nicht ernst genommen. Umso wichtiger ist es, bei einer Verschlechterung des Befindens immer auch an die Möglichkeit einer Schilddrüsenerkrankung zu denken.

Erkrankungen der Schilddrüse gehören in ärztliche Behandlung. Manchmal ist eine medikamentöse oder anderweitige Behandlung notwendig. Auch Nahrungsergänzungsmittel mit Nährstoffen, die die Schilddrüse unterstützen, sollten nur nach Rücksprache mit der Ärztin oder dem Arzt eingenommen werden.

Eine wichtige Rolle sowohl bei der Prävention als auch bei einer bereits bestehenden Schilddrüsenerkrankung spielt aber auch unsere Ernährung.

Dieser Ratgeber bietet Ihnen einen Überblick über die verschiedenen Erkrankungen der Schilddrüse, ihre Symptome und Behandlungsmöglichkeiten. Außerdem erfahren Sie, mit welchen Nahrungsmitteln Sie Ihrer Schilddrüse Gutes tun können. Wenn Sie den Verdacht haben, dass Sie betroffen sein könnten, holen Sie bitte ärztlichen Rat ein.

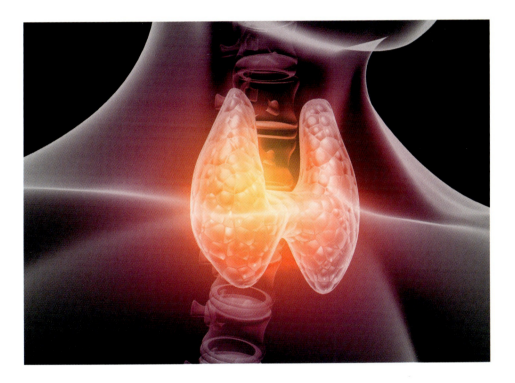

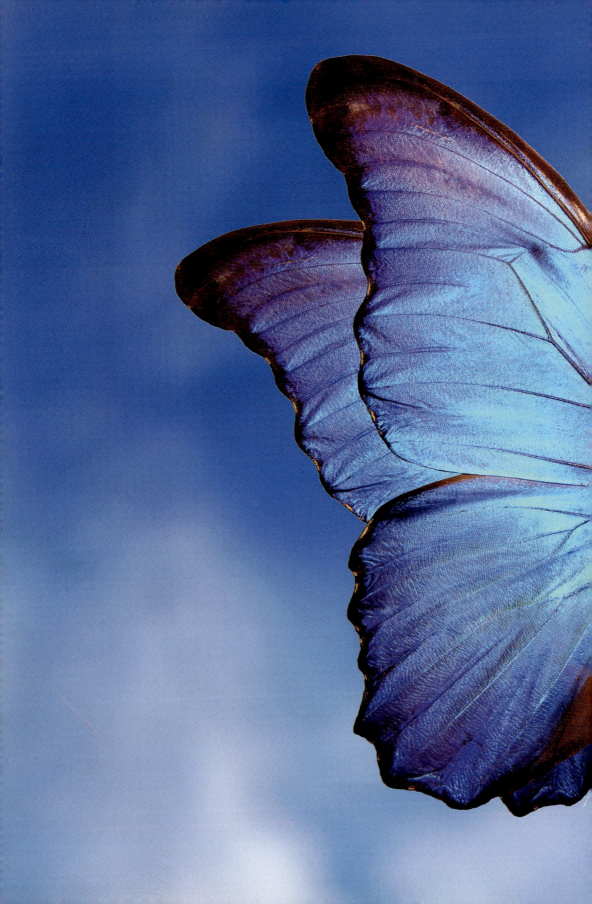

Darf ich mich vorstellen? Ich bin Ihre Schilddrüse!

Die Schilddrüse, in der Fachsprache Glandula thyroidea oder einfach Thyroidea genannt, liegt vorn am Hals, unterhalb des Kehlkopfs. Sie besteht aus zwei Lappen, die miteinander verbunden sind. Wegen ihrer eigentümlichen Form wird sie auch als Schmetterlingsdrüse bezeichnet.

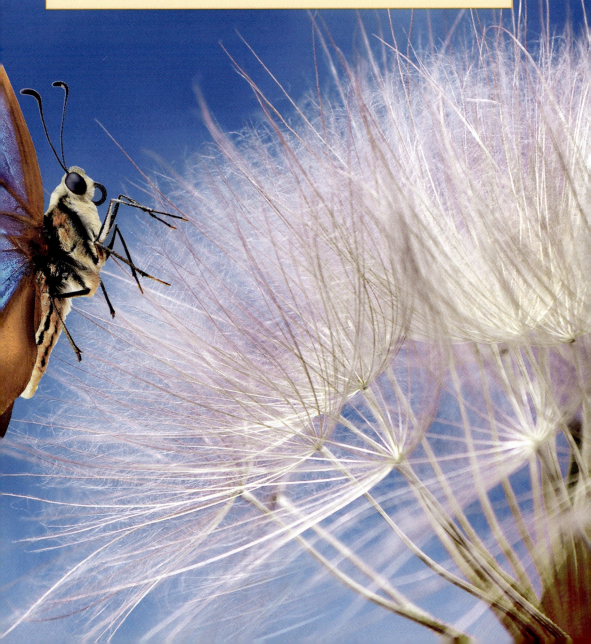

Was macht die Schilddrüse eigentlich?

Die Schilddrüse produziert Hormone. Dazu benötigt sie zwei Baustoffe: das Eiweiß Thyreoglobulin und Jod.

Sie ist das einzige Organ, das mit dem Spurenelement Jod wirklich etwas anfangen kann. Ein ausgeglichener Jodhaushalt ist essentiell, damit die Schilddrüse gut arbeiten kann. Es darf also nicht zu wenig, aber auch nicht zu viel Jod im Körper zirkulieren.

Aus Proteinen, die wir mit der Nahrung aufnehmen, bildet die Schilddrüse das Eiweiß Thyreoglobulin. An dieses Eiweiß bindet sie Jodatome. Drei, um Trijodthyronin (T3) herzustellen, und vier für Thyroxin (T4).

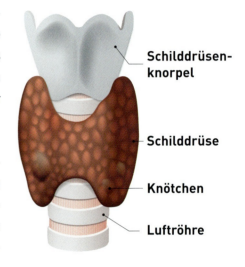

T3 ist das eigentliche Schilddrüsenhormon. T4 muss erst in den Körperzellen aktiviert werden, indem ein Jodatom entfernt wird. Das passiert, wenn das Gehirn einen höheren T3-Bedarf als den feststellt, der gerade im Blut vorhanden ist. Indem die Schilddrüse T4 auf Vorrat produziert, sorgt sie dafür, dass T3 schnell verfügbar ist.

Die Schilddrüse ist übrigens nicht allein: Die meisten Menschen haben vier Nebenschilddrüsen, die hinter den beiden Lappen liegen. Manche haben weniger, andere mehr. Die Nebenschilddrüsen bilden das Parathormon. Es reguliert den Mineralienhaushalt.

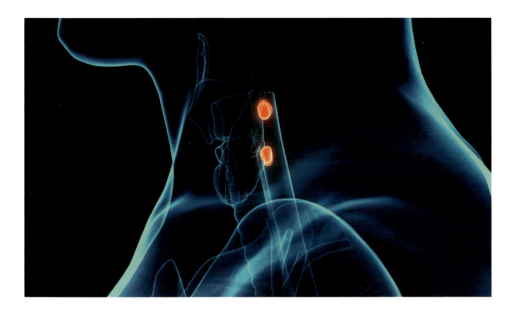

Woher weiß die Schilddrüse, wie viel Hormon sie produzieren muss?

Eine gesunde Schilddrüse arbeitet gewissermaßen auf Bestellung. Die kommt vom Gehirn. Der Hypothalamus, ein Bereich im Gehirn, stellt die Schaltzentrale zwischen dem Nervensystem und dem Hormonsystem dar. Stellt er fest, dass nicht genug Schilddrüsenhormon zur Verfügung steht, schickt er keine Brieftaube los, sondern das Thyreotropin-Releasing-Hormon, also das Thyreotropin-Freisetzungs-Hormon, auch TRH genannt.

Das wiederum landet in der Hirnanhangsdrüse, auch als Hypophyse bekannt. Sie ist es, die die Schilddrüse zur Neubildung von Hormonen anregt, indem sie das Thyreoida-stimulierende Hormon (TSH) freisetzt.

Wozu brauchen wir Schilddrüsenhormone?

Die Schilddrüsenhormone haben einen enormen Einfluss auf die Funktionen unseres Organismus und damit auch auf unser Wohlbefinden. Störungen und Erkrankungen der Schilddrüse können daher zu breit gestreuten Symptomen und starkem Unwohlsein führen.

Schilddrüsenhormone beeinflussen unseren Stoffwechsel und den Energiebedarf des Körpers. Sie haben einen Effekt auf Herzfrequenz und Blutdruck, die Verarbeitung der Makronährstoffe Eiweiß, Kohlenhydrate und Fett, die Arbeit unserer Muskeln, die Verdauung, das Bindegewebe, die Schweißproduktion und sogar die Nierenfunktion.

Wodurch äußern sich Schilddrüsenerkrankungen?

Ein krankes Organ wird leistungsschwächer und fällt irgendwann ganz aus – so stellt man sich das gemeinhin vor. So einfach ist das bei der Schilddrüse aber nicht. Es gibt durchaus die Schilddrüsenunterfunktion, aber auch eine Überfunktion. In diesem Fall bildet die Schilddrüse zu viele Hormone und sorgt dafür, dass unser Körper ununterbrochen auf Hochtouren läuft.

Entsprechend gegensätzlich sind auch die Beschwerden, die durch eine Schilddrüse im Ungleichgewicht hervorgerufen werden können. Eine Überfunktion kann beispielsweise zu einer Gewichtsabnahme bis hin zu starkem Untergewicht führen, Herzrasen, Schlafstörungen, Unruhe, Zittern, Schlafstörungen, Durchfall, Hitzegefühl und starkes Schwitzen auslösen. Bei einer Unterfunktion hingegen treten gegensätzliche Symptome auf. Dazu gehören Übergewicht, ein verlangsamter Herzschlag, Müdigkeit, Erschöpfung, ein erhöhtes Schlafbedürfnis, Verstopfung und häufiges Frieren.

Es gibt jedoch auch Gemeinsamkeiten. Sowohl eine Unter- als auch eine Überfunktion der Schilddrüse können zu Haarausfall oder depressiven Symptomen führen.

Diese Symptome setzen schleichend ein und werden in der Regel nicht sofort als Anzeichen einer Erkrankung gedeutet. So können Hitzegefühl und die psychischen Probleme durch eine gestörte Schilddrüsenfunktion etwa als Wechseljahrsbeschwerden umgedeutet werden.

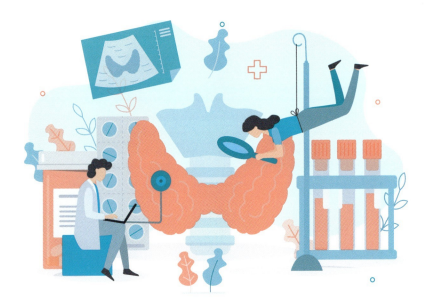

Wie häufig sind Schilddrüsenerkrankungen?

Von zehn Erwachsenen ist hierzulande einer von einer Schilddrüsenunterfunktion betroffen. Die meisten von ihnen sind Frauen. Die Schilddrüsenüberfunktion ist wesentlich seltener und tritt bei einer bis zwei von hundert Personen auf. Auch hier sind Frauen deutlich überrepräsentiert.

Eine erkrankte Schilddrüse gehört in ärztliche Behandlung. Der erste Ansprechpartner ist der Hausarzt oder die Hausärztin. Er oder sie kann eine Tast- und eine Ultraschalluntersuchung durchführen und die relevanten Blutwerte ermitteln. Gegebenenfalls wird eine Endokrinologin oder ein Endokrinologe hinzugezogen. Das sind ärztliche Fachleute für alles, was mit dem Hormonhaushalt zu tun hat.

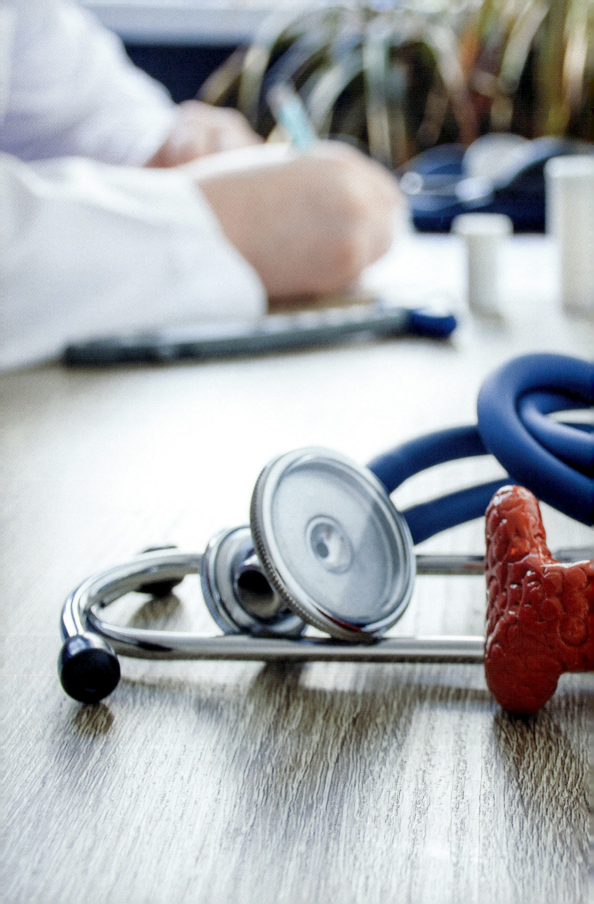

Wenn die Schilddrüse schwächelt – die Schilddrüsenunterfunktion

Eine Schilddrüsenunterfunktion wird auch als Hypothyreose bezeichnet. Liegt sie vor, bildet die Schilddrüse nicht genug Hormone. So verlangsamt sich der Stoffwechsel, Betroffene fühlen sich schlapp und antriebslos und nehmen an Gewicht zu. In neun von zehn Fällen steckt hinter einer Schilddrüsenunterfunktion eine Autoimmunerkrankung, die sogenannte Hashimoto-Thyreoiditis.

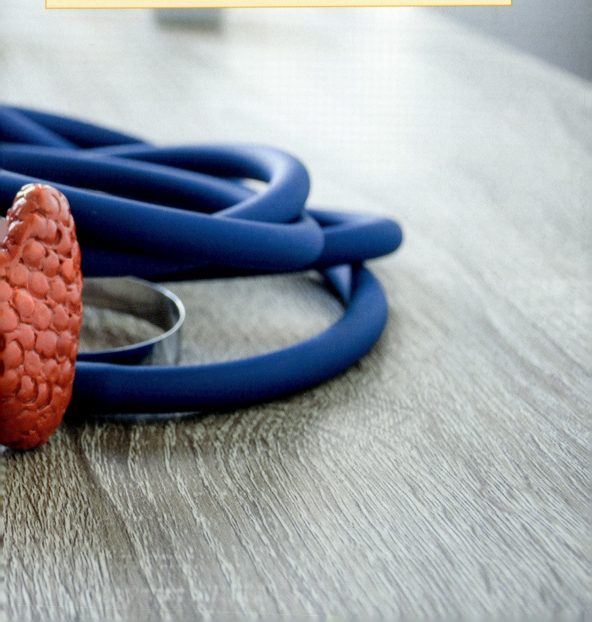

Hashimoto: Das Immunsystem greift die Schilddrüse an

Unter Autoimmunerkrankungen versteht man eine bestimmte Gruppe von Krankheiten, die das Immunsystem betreffen. Das Immunsystem der Betroffenen reagiert über und greift eigene Organe und/oder Gewebe an. Im Fall der Hashimoto-Thyreoiditis wenden sich die Antikörper gegen die Schilddrüse. Das Immunsystem der Patientinnen infiltriert die Schilddrüse und greift sie an. Dadurch entsteht eine Entzündung.

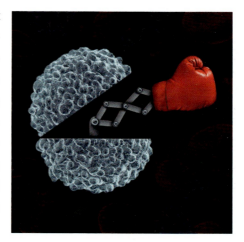

Die Erkrankung ist nach ihrem Entdecker, einem japanischen Forscher namens Hashimoto, benannt. Thyreoiditis ist der Fachbegriff für eine Schilddrüsenentzündung.

Zu Beginn der Erkrankung wehrt sich die Schilddrüse gegen den Angriff und kompensiert ihn, indem sie sich besonders stark ins Zeug legt. Am Anfang einer Hashimoto-Thyreoiditis kann es daher zunächst sogar zu einer Überproduktion an Hormonen kommen. Diesen Zustand kann die Drüse aber nicht lange aufrechterhalten. Schrittweise rutscht sie daher fast immer in eine Unterfunktion, die sich dann auch in den typischen Symptomen äußert.

Forschende vermuten, dass Hashimoto zum Teil genetisch bedingt ist, da die Erkrankung familiär gehäuft auftreten kann. Die Gene allein sind aber nie die einzige Ursache. Sie führen nur in Kombination mit anderen Stressfaktoren zu einer Erkrankung.

Solche Stressfaktoren können etwa Infekte und körperlicher oder seelischer Stress sein. Auch ob eine zu hohe Aufnahme an Jod zu Autoimmunerkrankungen führen kann, wird unter ExpertInnen immer wieder diskutiert. Die Meinungen gehen auseinander, ob sich das auch auf eine jodreiche Ernährung bezieht. In jedem Fall erhöhen die jodhaltigen Kontrastmittel, die bei bestimmten Röntgenuntersuchungen eingesetzt werden, das Risiko einer Autoimmunerkrankung.

Hashimoto und der Darm

80 Prozent – achtzig! – unserer Immuntätigkeit findet im Darm statt. Um Autoimmunerkrankungen zu verstehen, müssen wir uns daher auch den Darm genauer ansehen.

Eine wichtige Rolle für unsere Gesundheit, insbesondere aber die Abwehrkräfte, spielt die Darmflora, auch bekannt als Mikrobiom. Dabei handelt es sich um Billionen von Bakterien, die sich in unserem Darm tummeln. Die Zusammensetzung des Mikrobioms ist von Mensch zu Mensch verschieden. Bei gesunden Menschen überwiegen »gute«, also gesundheitsförderliche Darmbakterien. Sie helfen bei der Verdauung und beugen sogar der Entstehung verschiedenster Erkrankungen vor.

Bei einer »Dysbiose«, also einer Fehlbesiedlung des Darms, sind die krankmachenden Erreger in der Überzahl. Eine solche Fehlbesiedlung wird mit zahlreichen Erkrankungen in Zusammenhang gebracht, unter anderem auch mit Autoimmunerkrankungen wie Hashimoto.

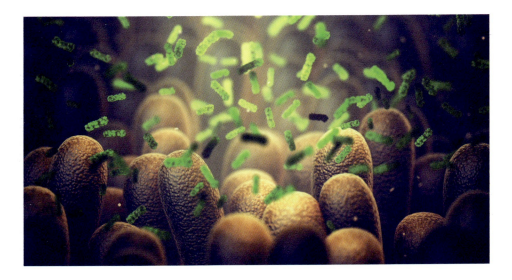

Sowohl zur Prävention als auch bei einer bereits bestehenden Hashimoto-Erkrankung ist es daher wichtig, die Darmflora zu unterstützen. Bei gesunden Menschen genügt es dazu, eine ausgewogene, darmfreundliche Ernährungsweise zu etablieren.

Schädliche Darmbakterien ernähren sich von Zucker und Weißmehl, gesundheitsfördernde hingegen bevorzugen Vollkornprodukte. Auch Ballaststoffe, die in Obst und Gemüse enthalten sind, tragen zu einer ausgeglichenen Darmflora bei. Statt tierischer Fette sollten Sie auf mehrfach ungesättigte Fettsäuren, etwa 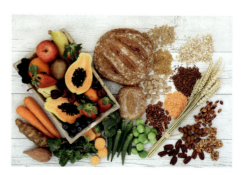 die bekannten Omega-3-Fettsäuren, setzen. Diese sind vor allem in bestimmten pflanzlichen Ölen enthalten. Gute Omega-3-Lieferanten sind Walnuss-, Lein- und Rapsöl.

Wer bereits erkrankt ist, benötigt womöglich weitergehende Unterstützung. Hier kann eine Stuhlanalyse sinnvoll sein. Dabei wird in einem Labor ganz genau ermittelt, wie das Verhältnis der einzelnen Bakterienstämme zueinander ist. Vielleicht ist die vorübergehende Einnahme eines Nahrungsergänzungsmittels notwendig.

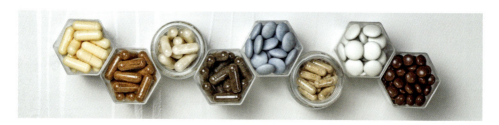

Ein solches Nahrungsergänzungsmittel kann entweder probiotisch sein, also direkt lebensfähige Bakterienstämme enthalten, oder präbiotisch. Präbiotika sind keine Darmbakterien, sondern deren »Futter«. Die Zufuhr von Präbiotika verbessert die Lebensbedingungen der guten Darmbakterien. Leider können nicht alle Bakterienarten in Form eines Nahrungsergänzungsmittels eingenommen werden. Ihre Ansiedlung im Darm kann man daher nur indirekt durch Präbiotika fördern.

Krankmacher Gluten?

Gluten gilt seit einigen Jahren als der Krankmacher schlechthin. Sämtliche gesundheitlichen Probleme werden mit dem Klebereiweiß in Verbindung gebracht, das in den meisten gängigen Getreidesorten wie etwa Weizen enthalten ist.

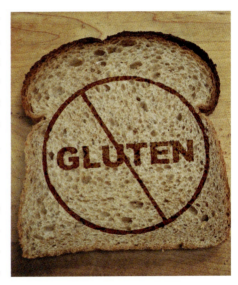

Viele glauben, unter einer Unverträglichkeit oder Allergie gegen Gluten zu leiden, und streichen es daher komplett aus ihrem Speiseplan. Eine tatsächliche Unverträglichkeit, in der Fachsprache bekannt als Zöliakie, ist jedoch recht selten. Etwa eine von zweihundert Personen hat Zöliakie, davon mehr Frauen als Männer.

Auffällig ist, dass Zöliakie-Betroffene häufiger als der Bevölkerungsdurchschnitt unter einer Autoimmunerkrankung leiden, die sich gegen die Schilddrüse richtet. Sowohl bei Hashimoto als auch beim Morbus Basedow, über den Sie später noch mehr lesen werden, ist also die Wahrscheinlichkeit erhöht, dass die Betroffene auch unter Zöliakie leidet.

Zöliakie hängt auch mit der Darmflora zusammen. Hier ergibt sich also ein Gesamtbild, dessen Auswirkungen auf die allgemeine Gesundheit und das Wohlbefinden nicht außer Acht gelassen werden dürfen. Vermutlich wird Ihr Arzt/Ihre Ärztin nach der Diagnose von Hashimoto oder Morbus Basedow von selbst eine Zöliakie-Untersuchung vorschlagen. Tut sie das nicht, so zögern Sie nicht, sie darauf anzusprechen.

Hashimoto mit Stressreduktion vorbeugen

Dauerhafter Stress erhöht das Risiko zahlreicher gesundheitlicher Probleme. Auch Hashimoto tritt häufig während oder nach besonders stressigen Lebensphasen auf. Eine wichtige Grundlage zur Prävention ist daher die Stressreduktion.

Ein fester Schlafrhythmus und regelmäßige Mahlzeiten geben unserem Organismus Sicherheit und tragen so zur Stressreduktion bei. Um mentale Anspannung zu lindern, empfehlen sich Entspannungsmethoden wie die Muskelrelaxation nach Jacobsen oder Autogenes Training.

Langfristig stärkt auch Sport das Immunsystem – vorausgesetzt, dass Sie dabei nicht zu viel von Ihrem Körper fordern. Lassen Sie sich zum Einstieg am besten von einem Trainer beraten. Ältere und Personen mit Vorerkrankungen sollten vor Trainingsbeginn Rücksprache mit ihrem Arzt halten.

Ist Vitamin D schädlich bei Hashimoto?

Vitamin D stärkt die Abwehrkräfte. Da liegt der Schluss nahe, dass bei einer Autoimmunerkrankung ein niedriger Vitamin D-Spiegel angepeilt werden sollte. So ist es aber nicht – ganz im Gegenteil! Die Wirkung von Vitamin D auf unseren Organismus ist keine Einbahnstraße.

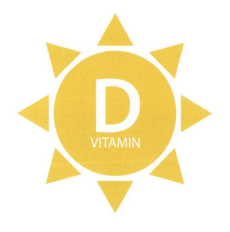

Vielmehr ist Vitamin D ein Immunmodulator. Das bedeutet, der Vitalstoff hilft unseren Abwehrkräften dabei, ihre Arbeit gut und vor allem richtig zu machen. Auch bei einer Autoimmunerkrankung ist eine ausreichende Versorgung mit Vitamin D daher unerlässlich.

Beeinflusst Jod die Hashimoto-Thyreoiditis?

Jod ist **der** Nährstoff der Schilddrüse schlechthin. Als einziges Organ in unserem Körper benötigt sie das Spurenelement in relevanten Mengen. Tatsächlich war der Kropf früher meist auf einen Jodmangel zurückzuführen. Allerdings ist die Häufigkeit des Kropfs in den vergangenen Jahrzehnten hierzulande deutlich zurückgegangen, da kaum noch jemand unter gravierendem Jodmangel leidet.

Im Gegensatz dazu wird Hashimoto immer häufiger. Zum Teil ist das sicherlich auf unseren modernen Lebensstil mit immer ungesünderer Ernährung und mehr Stress zurückzuführen. Doch auch eine Überversorgung mit Jod könnte eine Rolle spielen. Daher sollten Hashimoto-Betroffene sich an eine jodarme Diät halten.

Für gesunde Menschen gilt die Richtlinie, dass sie 200 Mikrogramm Jod am Tag zu sich nehmen sollten. Ab dem 50. Lebensjahr werden 180 Mikrogramm empfohlen. Welche Lebensmittel für die Jodversorgung eine Rolle spielen, erfahren Sie in Kapitel 6.

Die Schilddrüse mit Selen vor Hashimoto schützen?

Selen ist am Umbau von T4 in T3 in den Zellen beteiligt. Daher ist eine ausreichende Versorgung mit dem Spurenelement wichtig für einen ausgeglichenen Spiegel der Schilddrüsenhormone im Blut. Gerade wenn die empfindliche Schmetterlingsdrüse schwächelt, kann eine ausreichende Selenversorgung einen entscheidenden Einfluss auf die Hormonversorgung ausüben. Schließlich muss das produzierte T4 auch genutzt werden. Darüber hinaus haben Forschende Hinweise gefunden, dass Selen auch die im Körper zirkulierende Menge von Antikörpern reduziert, die sich spezifisch gegen die Schilddrüse richten.

Der Bedarf an Selen hängt vom Geschlecht ab. Weibliche Erwachsene benötigen 70 Mikrogramm am Tag, männliche 60 Mikrogramm. Auch über die Selenzufuhr mithilfe geeigneter Lebensmittel erfahren Sie später noch mehr.

So wird Hashimoto diagnostiziert

Bei Verdacht auf eine Schilddrüsenerkrankung steht als erster Schritt zur Diagnose ein ausführliches Arztgespräch auf dem Plan. Bei der sogenannten Anamnese erkundigt sich der Arzt/die Ärztin etwa über die Krankengeschichte der Betroffenen, die aktuellen Symptome und den Lebensstil. Erhärtet sich daraufhin der Verdacht, folgen Tast-, Ultraschall- und Blutuntersuchungen.

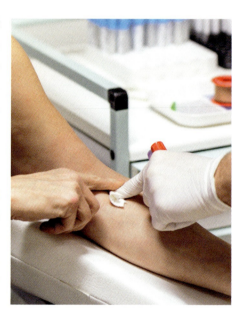

Wichtig zu wissen: Ein positiver Bluttest auf die Hashimoto-Antikörper ist allein **kein** ausreichender Nachweis für die Erkrankung. Es gibt auch gesunde Menschen, in deren Blut sich diese Antikörper befinden.

Hashimoto kann auch bei einer sogenannten Feinnadelbiopsie diagnostiziert werden. Dabei wird mit einer sehr dünnen Nadel ins Schilddrüsengewebe gestochen und eine winzige Probe entnommen. Diese Gewebeprobe weist bei Hashimoto typische Veränderungen auf.

Wie wird Hashimoto behandelt?

Durch den körpereigenen Angriff kommt es in der Schilddrüse zu Entzündungsreaktionen. So wird Schilddrüsengewebe dauerhaft zerstört und zur Hormonproduktion steht weniger Gewebe zur Verfügung. Aus diesem Grund müssen Betroffene in der Regel ihr Leben lang Schilddrüsenhormone in Tablettenform einnehmen.

Gerade zu Beginn der Erkrankung schwankt der Hormonspiegel im Organismus noch stark. Eine Hormontherapie gestaltet sich in der Anfangsphase deshalb oft schwierig und es muss – immer in Absprache mit dem behandelnden Arzt – ein wenig herumprobiert werden, bis die geeignete Dosis gefunden ist. Üblicherweise wird die Therapie mit einer niedrigen Dosis begonnen, die dann in kleinen Schritten erhöht wird.

Auch im weiteren Krankheitsverlauf kann sich der Hormonbedarf jedoch ändern. Regelmäßige Kontrollen des Hormonspiegels mithilfe einer Blutuntersuchung sind daher unerlässlich.

Weitere Ursachen für eine Schilddrüsenunterfunktion

In seltenen Fällen ist eine Schilddrüsenunterfunktion angeboren. Diese sogenannte Athyreose muss dringend behandelt werden, da andernfalls die Entwicklung des Kindes beeinträchtigt wird.

Auch die Behandlung einer Schilddrüsenüberfunktion kann hinter einer Unterfunktion stecken. Bei einer zu hohen Dosis der Medikamente oder Bestrahlung rutscht die Schilddrüse in eine Unterfunktion. Nach einer operativen Entfernung der Schilddrüse oder eines Teils der Schilddrüse entsteht ebenfalls eine Unterfunktion.

Da die Schilddrüse Jod zur Hormonproduktion benötigt, geht die Produktion bei Jodmangel zurück. Selten ist daher eine Jodunterversorgung die Ursache für zu niedrige Hormonspiegel.

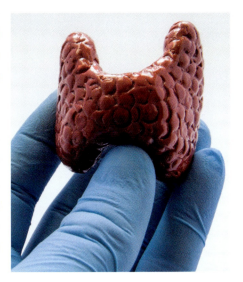

Bei der sogenannten sekundären Hypothyreose ist die Ursache nicht in der Schilddrüse zu finden, sondern im Gehirn. Bestimmte Hirntumoren sowie deren Behandlung können die Hormonproduktion in der Schilddrüse verringern, ebenso wie schwere Kopfverletzungen.

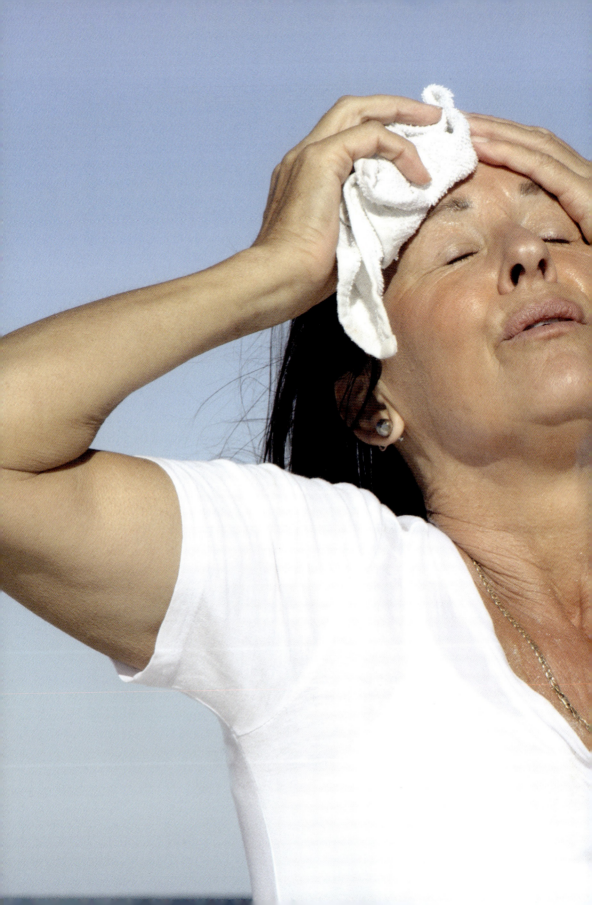

Zu viel des Guten – die Schilddrüsenüberfunktion

Für eine Schilddrüsenüberfunktion, die sogenannte Hyperthyreose, kann es verschiedene Gründe geben. Auch sie kann durch eine Autoimmunerkrankung hervorgerufen werden, die als Morbus Basedow bekannt ist. Außerdem können Knoten in der Schilddrüse hinter einer zu hohen T3- und T4-Konzentration im Blut stecken. Selten liegen eine Entzündung oder eine Krebserkrankung der Schilddrüse einer Hyperthyreose zugrunde.

Zur Erinnerung: Zu den typischen Symptomen einer Schilddrüsenüberfunktion gehören Gewichtsabnahme, Unruhe, Zittern, Hitzegefühle und ein zu schneller Herzschlag.

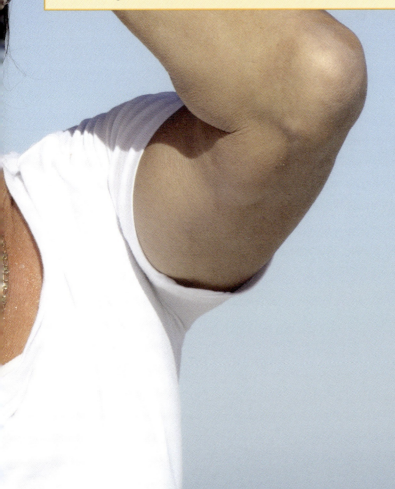

Morbus Basedow – wenn das Immunsystem die Hormonproduktion ankurbelt

Die Schilddrüse kann nicht nur von einer, sondern gleich von zwei Autoimmunerkrankungen betroffen sein. Während die Hashimoto-Thyreoiditis zu einer Unterfunktion führt, treibt der Morbus Basedow die Schilddrüse jedoch in die Überfunktion.

Wie äußert sich Morbus Basedow?

Zusätzlich zu den gängigen Beschwerden, die eine Schilddrüsenüberfunktion auslöst, treten beim Morbus Basedow charakteristische Augenbeschwerden auf: Die Lider sind geschwollen, die Augäpfel treten deutlich hervor und/oder es kommt zu Bindehautentzündungen. Auch Lichtscheu und ein Fremdkörpergefühl im Auge können auf Morbus Basedow zurückgehen. In schweren Fällen kommt es sogar zu einer Verschlechterung der Sehleistung oder die Betroffenen nehmen Doppelbilder wahr.

Hinzu kommt häufig eine tast- und bisweilen auch sichtbare Vergrößerung der Schilddrüse, der sogenannte Kropf. Ein weiteres mögliches Symptom von Morbus Basedow sind Schwellungen an den Unterschenkeln, Händen und Füßen.

Was passiert bei Morbus Basedow mit der Schilddrüse?

Genau wie bei der Autoimmunerkrankung Hashimoto wendet sich bei der Basedowschen Erkrankung das körpereigene Immunsystem gegen die Schilddrüse. Diese Antikörper sind jedoch getarnt – sie sehen für die Schilddrüse aus wie TSH, also der Botenstoff, der ihre Hormonproduktion ankurbelt. Sie docken an den TSH-Rezeptoren der Schilddrüse an und signalisieren ihr, dass sie T3 und T4 bilden muss.

Es handelt sich also um andere Antikörper, die somit auch andere Symptome auslösen. Da sich Morbus Basedow und Hashimoto jedoch ansonsten ähneln – beide sind Autoimmunerkrankungen –, empfehlen wir Betroffenen von Morbus Basedow, sich auch die Abschnitte über Hashimoto genauer anzusehen. So tritt Morbus Basedow etwa genau wie Hashimoto häufig in Verbindung mit Zöliakie auf, einer Unverträglichkeit gegen das Klebereiweiß Gluten, das in vielen Getreidesorten enthalten ist.

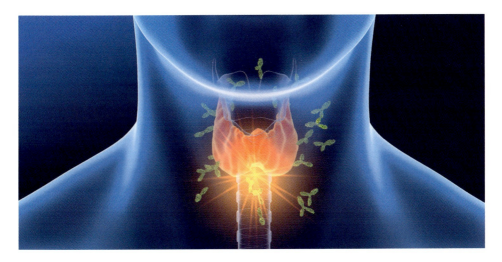

Morbus Basedow: So kommt es zur Diagnose

Zunächst erfolgt ein Arztgespräch, bei dem die Symptome und die Krankheitsgeschichte beleuchtet werden. Erhärtet sich der Verdacht auf eine Schilddrüsenerkrankung, stehen als Nächstes eine Tastuntersuchung, ein Ultraschall und eine Blutabnahme an.

Falls die Ergebnisse dieser Tests nicht eindeutig sind, wird der Arzt/die Ärztin eine Szintigrafie empfehlen. Dabei wird der Patientin ein schwach radioaktives Kontrastmittel gespritzt. Radioaktivität klingt natürlich erst einmal gefährlich – diese Untersuchung ist jedoch vollkommen sicher und wird sehr häufig zur Diagnose verschiedenster Erkrankungen durchgeführt.

Das Kontrastmittel für die Schilddrüsenszintigrafie wird vom Körper als Jod wahrgenommen. Dabei machen sich die MedizinerInnen zunutze, dass nur die Schilddrüse in relevanten Mengen Jod benötigt. Das Kontrastmittel verteilt sich also in der Schilddrüse – und zwar so, dass auf den Bildern deutlich zu erkennen ist, welche Bereiche wie aktiv sind.

Was tun bei Morbus Basedow?

Bei der Basedowschen Erkrankung ist eine medikamentöse Behandlung notwendig. Betroffene erhalten ein Medikament, das die Aktivität der Schilddrüse hemmt, ein sogenanntes Thyreostatikum. Oft werden zu Beginn zusätzlich Betablocker eingesetzt, die jedoch allein die Symptome bekämpfen, nicht die zugrundeliegende Erkrankung.

Die Hälfte der Patientinnen spricht so gut auf die Behandlung an, dass die Einnahme des Schilddrüsenblockers nach etwa einem Jahr beendet werden kann. Dann ist die Erkrankung ausgeheilt.

Bestehen die Symptome fort oder treten sie nach Absetzen der Medikamente wieder auf, müssen stärkere Geschütze aufgefahren werden. Die jahrelange Einnahme von Thyreostatika ist jedoch immer noch riskanter als diese anderen Behandlungsmöglichkeiten.

Der behandelnde Arzt wird in solch einem Fall eine Radiojodtherapie in die Wege leiten. Dabei nimmt die Patientin radioaktives Jod in Tablettenform auf. Dieses lagert sich in der Schilddrüse an und zerstört das dortige Gewebe. Eine Radiojodtherapie erfolgt ausschließlich stationär, es ist also ein Krankenhausaufenthalt notwendig. Ihre Wirkung tritt mit zeitlicher Verzögerung ein. Das kann bis zu drei Monaten dauern.

Alternativ kann die Schilddrüse vollständig oder in Teilen operativ entfernt werden. Sowohl eine Schilddrüsenentfernung als auch eine Radiojodtherapie machen eine anschließende lebenslange Einnahme von Schilddrüsenhormonen notwendig.

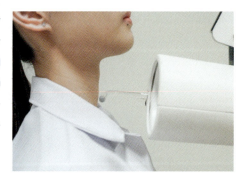

Parallel dazu sollten Betroffene auch auf ihre Ernährung achten. Die Jodzufuhr sollte bei Morbus Basedow nicht zu hoch sein. Eine Nahrungsergänzung mit Selen, etwa 200 Mikrogramm pro Tag, kann hingegen helfen. Sprechen Sie mit Ihrem Arzt/Ihrer Ärztin darüber, ob das für Sie in Frage kommt.

Da Morbus Basedow mit einer beschleunigten Pulsfrequenz einhergehen kann, sollten Erkrankte nicht zu viele koffeinhaltige Lebensmittel wie Kaffee, Cola und Energy-Drinks konsumieren. Andernfalls könnten die Symptome verstärkt auftreten. RaucherInnen sollten spätestens nach der Diagnose Morbus Basedow den Zigarettenkonsum beenden.

Autonome Adenome in der Schilddrüse: Wenn die Schilddrüse heiß wird

Knoten in der Schilddrüse klingen zunächst einmal bedrohlich. Im Großteil der Fälle besteht jedoch kein Anlass zur Panik. Schilddrüsenknoten sind fast immer gutartig.

Fachleute unterscheiden zwischen kalten und heißen Knoten. Diese Bezeichnung spiegelt wider, wie die Knoten sich bei einer Szintigrafie zeigen. Genau wie bei Morbus Basedow können sich nämlich auch Knoten sichtbar machen lassen, indem den Betroffenen ein leicht radioaktives und nicht gesundheitsschädliches Kontrastmittel verabreicht wird.

Kalte Knoten sind inaktive Zonen in der Schilddrüse, die also auch kein Jod aufnehmen. Sie erscheinen auf den Bildern in blauer Farbe, also kalt. Dafür ist in heißen Knoten richtig was los. Hier läuft die Hormonproduktion auf Hochtouren – sie leuchten rot auf den Bildern. In beiden Fällen steckt oft ein Jodmangel hinter der Entstehung.

Heiße Knoten werden auch autonome Adenome genannt. »Autonom« bedeutet in diesem Fall, dass sie unabhängig vom tatsächlichen Hormonbedarf produzieren. Sie fluten den Blutkreislauf mit Hormonen und führen so beinahe zwangsläufig zu einer Überfunktion der Schilddrüse.

Die Therapie heißer Knoten ist abhängig von den Blutwerten. Solange diese im Normbereich liegen, reichen regelmäßige Kontrollen aus. Allerdings kann es auch notwendig werden, die Knoten mit einer Radiojodtherapie auszuschalten, wie sie im Kapitel über Morbus Basedow beschrieben wird. Auch eine operative Entfernung des autonomen Gewebes ist möglich.

Thyreoiditis: die entzündete Schilddrüse

Schilddrüsenentzündungen, die nicht durch eine Autoimmunerkrankung verursacht werden, sind selten, aber durchaus möglich. Man unterscheidet verschiedene Formen.

Silent-Thyreoiditis

Die Silent-Thyreoiditis tritt subakut auf. Das bedeutet, die Symptome beginnen zwar schrittweise, aber nicht schleichend. Im Gegensatz zu anderen Formen der Schilddrüsenentzündung sind die Beschwerden bei dieser Form jedoch nicht stark ausgeprägt. Daher die Bezeichnung **silent**, was im Englischen »still« bedeutet.

Eine Silent-Thyreoiditis kann zu Beginn zu einer Überfunktion der Schilddrüse führen, später entwickelt sich jedoch meist eine Unterfunktion. In der Regel müssen höchstens die Symptome einer solchen Entzündung behandelt werden, da sie von selbst ausheilt.

Medikamenteninduzierte Thyreoiditis

Auch bestimmte Wirkstoffe in Arzneimitteln können zu einer Schilddrüsenentzündung mit möglicher Überfunktion führen. Die Symptome können leicht oder stärker ausgeprägt sein. Je nach Schweregrad ist eine jodarme Diät ausreichend, es können aber auch eine Radiojodtherapie oder eine operative Entfernung der Schilddrüse nötig werden.

Schilddrüsenkrebs: bösartige Erkrankungen der Schilddrüse

In seltenen Fällen kann hinter einer Überfunktion auch eine Krebserkrankung der Schilddrüse stecken. Im weiteren Verlauf der Erkrankung treten dann noch andere Beschwerden auf, weil sich das Schilddrüsengewebe vergrößert. So kommt es beispielsweise zu Problemen beim Schlucken, Heiserkeit oder Hustenreiz.

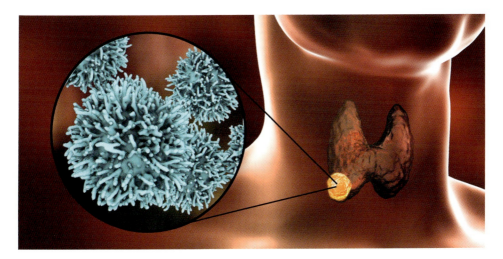

Die Erfolgsaussichten der Behandlung hängen von dem Zeitpunkt der Diagnose ab. Es ist also von enormer Wichtigkeit, dass Sie sofort zu Ihrem Arzt gehen, wenn Sie entsprechende Symptome bemerken.

Insgesamt gibt es vier unterschiedliche Typen von Schilddrüsenkrebs, die meisten davon betreffen vorwiegend Frauen. Drei Krebsarten sind gut behandelbar. Die Erfolgsaussichten einer Therapie sind also hoch. Eine seltene Tumorart, die die Schilddrüse betreffen kann, spricht leider auf die bisher bekannten Behandlungsmethoden nicht an.

Eine Krebserkrankung gehört immer in ärztliche Behandlung. Versuchen Sie bitte nicht, ausschließlich mit Ernährung oder Veränderungen Ihres Lebensstils einen Tumor zu bekämpfen.

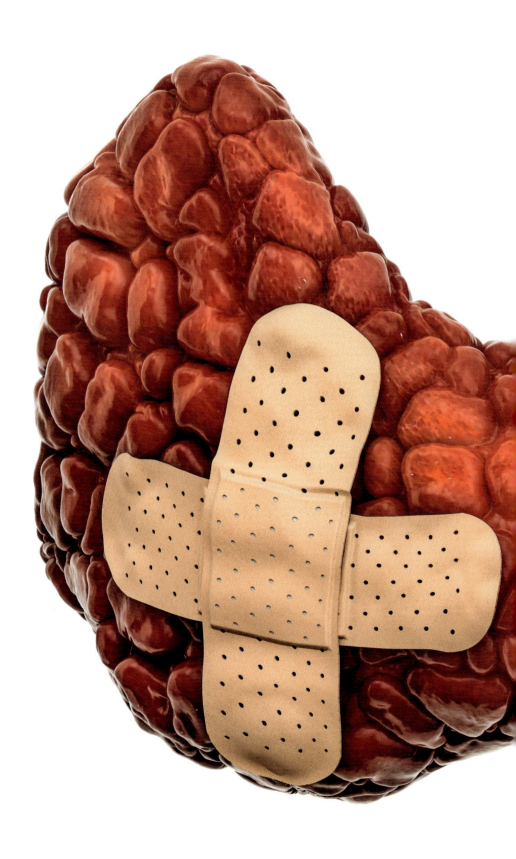

Und sonst so? Was der Schilddrüse noch fehlen kann

Nicht alle Erkrankungen oder Fehlfunktionen der Schilddrüse führen zu einer Über- oder Unterfunktion des Organs. Manche äußern sich auch in ganz anderen Beschwerden oder machen sich gar nicht bemerkbar.

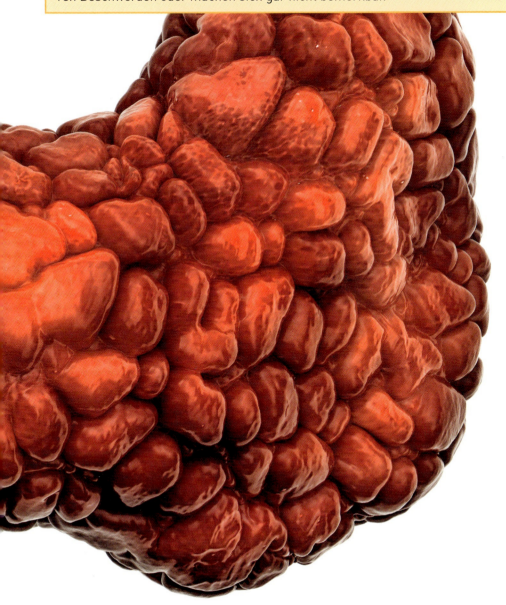

Struma: Der »Kropf« ist auf dem Rückmarsch

Die Struma ist umgangssprachlich besser bekannt als Kropf. Hierbei handelt es sich um eine tast- und später auch sichtbare Vergrößerung des Schilddrüsengewebes.

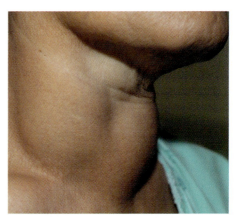

Früher war der Kropf sehr weit verbreitet, insbesondere in jodarmen Regionen. Die Hauptursache für die Struma ist nämlich Jodmangel. Weil die Schilddrüse auf das Spurenelement angewiesen ist, um ihre Arbeit tun zu können, versetzt sie ein Jodmangel in Alarmzustand. Um in der Lage zu sein, mehr Jod aus der Blutbahn abzufangen, vergrößert sie sich. Anfangs ist diese Vergrößerung höchstens tastbar, später kann man sie auch mit bloßem Auge deutlich erkennen. Dann kommen auch Schluckbeschwerden oder häufiges Räuspern als Symptome hinzu.

Noch vor wenigen Jahrzehnten beobachteten ÄrztInnen regelmäßig Fälle von sehr stark vergrößerten Schilddrüsen. Manche Leute litten unter einem tennisballgroßen Kropf. Da die Nährstoffversorgung heute deutlich besser ist, gibt es solche Fälle bei uns kaum noch. Dennoch ist nach wie vor einer von drei erwachsenen Menschen von einer – gering ausgeprägten – Struma betroffen.

Manchmal hat eine Struma auch andere Ursachen. Mögliche Auslöser sind etwa die in diesem Buch bereits angesprochenen Autoimmunerkrankungen Hashimoto und Morbus Basedow sowie gut- und bösartige Tumoren. Nach wie vor ist Jodmangel jedoch die häufigste Ursache.

Was tun bei Struma?

Der erste Schritt bei der Behandlung eines Kropfs ist die Gabe von Jodtabletten, die den Mangel ausgleichen. Wenn das nicht ausreicht und der Hormonspiegel nicht erhöht ist, können als Ergänzung Schilddrüsenhormone verordnet werden, die ebenfalls in Tablettenform verabreicht werden.

Je früher die Struma behandelt wird, desto besser sind die Therapieaussichten. Ein bereits längere Zeit bestehender Kropf spricht auf die Behandlung mit Jod und eventuell Hormonen womöglich nicht mehr so gut an. Als Alternative bleiben dann eine operative Entfernung des Gewebes oder eine Radiojodtherapie, die im Abschnitt über die Behandlung von Morbus Basedow erläutert wird.

Wie beuge ich einem Kropf vor?

Um die Entstehung einer Struma zu verhindern, ist eine ausreichende Jodversorgung unerlässlich. ExpertInnen empfehlen die Aufnahme von 200 Mikrogramm Jod am Tag. Über-50-Jährige brauchen etwas weniger Jod. Der empfohlene Wert liegt hier bei 180 Mikrogramm. Wie Sie eine entsprechende Jodversorgung erreichen, erfahren Sie in Kapitel 6.

Bitte beachten Sie aber, dass es bei der Jodversorgung auch ein Zuviel des Guten gibt. Eine zu hohe Konzentration von Jod im Blut erhöht nämlich das Risiko von Autoimmunerkrankungen, die sich auch gegen die Schilddrüse richten können.

Kalte Knoten

Kalte Knoten sind Bereiche im Schilddrüsengewebe, die keine oder nur wenig Hormone produzieren. Bei einer Szintigrafie (beschrieben im Abschnitt über die Diagnose von Morbus Basedow) wird sichtbar, dass kalte Knoten kein oder wenig Jod aus der Blutbahn aufnehmen. Manchmal handelt es sich bei kalten Knoten um Zysten oder Nachwehen einer Schilddrüsenentzündung. Auch wenn bestimmte Gewebebereiche in der Schilddrüse zu alt sind, können sie sich zu einem kalten Knoten entwickeln.

In seltenen Fällen handelt es sich bei Schilddrüsenknoten um bösartige Tumoren. Bei kalten Knoten ist das etwas häufiger der Fall als bei den hormonproduzierenden heißen Knoten. Aber nur vier von hundert kalten Knoten sind bösartig. Wenn feststeht, dass es sich um gutartige Veränderungen handelt, die Blutwerte im Normbereich liegen und keine Beschwerden auftreten, ist die Behandlung eines oder mehrerer kalter Knoten nicht notwendig.

Wird eine Therapie sinnvoll, stehen verschiedene Möglichkeiten zur Verfügung. Kleine kalte Knoten sprechen oft gut auf eine medikamentöse Behandlung mit Schilddrüsenhormonen und Jod an. Sie verhindern, dass es zu weiteren Wucherungen kommt. Sind die kalten Knoten bereits zu groß für diese Therapieoption, kommt eine operative Entfernung in Frage.

Normalerweise verursachen kalte Knoten keine Beschwerden. Größere Knoten können jedoch druckempfindlich sein und sich dann schmerzhaft anfühlen.

Akute Schilddrüsenentzündung

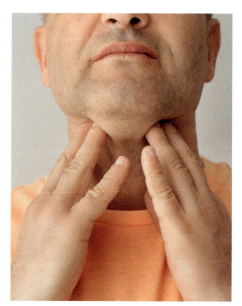

Die meisten Erkrankungen oder Störungen der Schilddrüse lösen unspezifische Symptome aus, die über Wochen und Monate langsam zunehmen. Nicht so die aktue Schilddrüsenentzündung, in der Fachsprache akute Thyreoiditis genannt.

Zwar handelt sich auch bei Hashimoto um eine Entzündung der Schilddrüse, diese wird jedoch durch das eigene Immunsystem ausgelöst. Der viel selteneren akuten Thyreoiditis hingegen liegt in der Regel eine bakterielle Infektion zugrunde, die die Schmetterlingsdrüse befällt. Oft ist ein solcher Prozess die Folge einer Entzündung im Kopfbereich, etwa einer Nebenhöhlen- oder Ohrentzündung. Doch auch Viren, eine Strahlentherapie oder Verletzungen der Schilddrüse können zu einer solchen Entzündung führen.

Die Leitsymptome der akuten Thyreoiditis sind starke Schmerzen im Bereich der Schilddrüse, eine ausgeprägte Schwellung und Rötung sowie eine Überwärmung der Schilddrüse. Außerdem tritt hohes Fieber auf. Betroffene können nicht gut schlucken, die Lymphknoten am Hals sind geschwollen.

Die bakteriell bedingte akute Schilddrüsenentzündung wird mit Antibiotika behandelt. Es können sich mit Eiter gefüllte Abszesse bilden, die der Arzt/die Ärztin punktiert, um den Eiter abzulassen. Eine durch Strahlentherapie ausgelöste Schilddrüsenentzündung wird meist mit Kortison behandelt. Unabhängig von der Ursache wird Kühlung von den Betroffenen oft als angenehm empfunden.

Thyreoiditis de Quervain

Diese Form der Schilddrüsenentzündung verläuft subakut. Das bedeutet, dass die Symptome nicht Knall auf Fall beginnen, sondern sich über einen kurzen Zeitraum hinweg steigern.

Hinter der nach ihrem Entdecker benannten Thyreoiditis de Quervain steckt vermutlich eine Virusinfektion. Sie tritt meist nach Infektionen der oberen Atemwege auf und äußerst sich charakteristischerweise durch starke Schmerzen, die in den Kopf- und Brustbereich ausstrahlen. Ein reduziertes Allgemeinbefinden und Fieber können ebenfalls die Folge einer Thyreoiditis de Quervain sein.

Eine medikamentöse Behandlung ist in den meisten Fällen nicht erforderlich, da diese Art der Schilddrüsenentzündung oft von selbst ausheilt. Ansonsten kommen entzündungshemmende Schmerzmittel und Kortison für die Therapie in Frage.

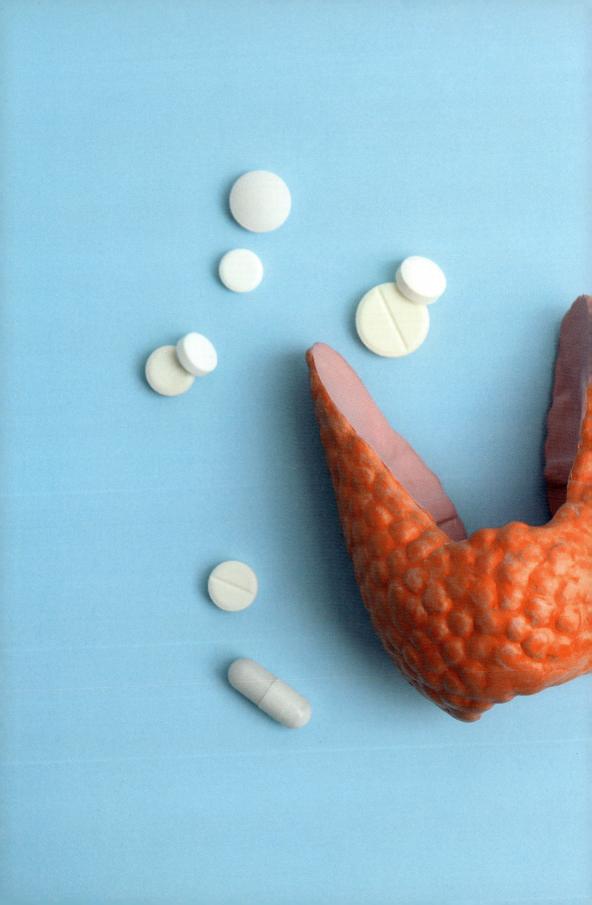

Schilddrüsenhormone richtig einnehmen

Bei bestimmten Schilddrüsenerkrankungen, nach einer Radiojodtherapie oder einer operativen (Teil-)Entfernung der Schilddrüse sind Betroffene auf die orale Einnahme von Schilddrüsenhormonen angewiesen. Sie erfolgt in der Regel in Tablettenform. Dabei gibt es einiges zu beachten.

Die Einnahme von Schilddrüsenhormonen ist etwas knifflig und benötigt gerade am Anfang Planung. Die Patientinnen müssen sich erst umgewöhnen und ihre Morgenroutine womöglich ein wenig verändern, um die Einnahme in ihren Alltag integrieren und gleichzeitig sichergehen zu können, dass die Tabletten richtig wirken.

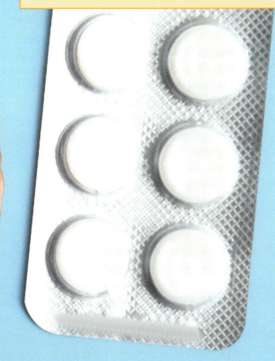

Wer braucht wie viel Schilddrüsenhormon?

Zunächst einmal gilt es natürlich, die richtige Dosierung zu finden. Im Gegensatz zu den meisten anderen Medikamenten gibt es für Schilddrüsenhormone keine standardmäßige Dosierung. Jeder Mensch benötigt eine individuelle Dosis, die sich vorab nicht ermitteln lässt. Sie hängt auch von der Ursache der Einnahme ab.

Daher ist die einzige Möglichkeit, sich schrittweise an die richtige Dosierung heranzutasten. Dazu verordnet der Arzt zunächst eine niedrige Dosierung. Mithilfe einer Blutkontrolle wird dann festgestellt, ob diese ausreicht oder erhöht werden muss.

Es kann durchaus mehrere Monate dauern, bis eine geeignete Dosis gefunden ist. Diese ist dann jedoch nicht in Stein gemeißelt. Regelmäßige Kontrollen sind weiterhin notwendig.

Welches Präparat soll ich nehmen?

Es gibt viele Hersteller, die Präparate mit L-Thyroxin, also künstlich hergestelltem Schilddrüsenhormon, anbieten. Dabei ist nicht eines schlechter als das andere. Welches Präparat Sie in der Apotheke erhalten, hängt von der verordneten Dosis und der Verfügbarkeit ab.

Wenn Sie einmal ein bestimmtes Präparat eingenommen haben, sollten Sie den Hersteller jedoch nicht mehr wechseln. Das Schilddrüsenhormonsystem ist so sensibel, dass selbst kleinste Abweichungen viel ausmachen können.

Manchmal lässt sich ein Wechsel jedoch nicht vermeiden, etwa aufgrund von Lieferschwierigkeiten. In einem solchen Fall gilt es, ärztliche Rücksprache zu halten. Nun sind nämlich häufigere Kontrollen notwendig, eventuell muss die Dosis angepasst werden.

Wie nehme ich Schilddrüsenhormone ein?

Idealerweise erfolgt die Einnahme morgens und zwar mindestens eine halbe Stunde vor der Nahrungsaufnahme. Am besten stellen Sie sich einen Wecker und platzieren die Tabletten zusammen mit einem Glas Wasser auf Ihrem Nachttisch. So denken Sie direkt daran, noch vor dem Frühstück Ihre Tablette zu nehmen.

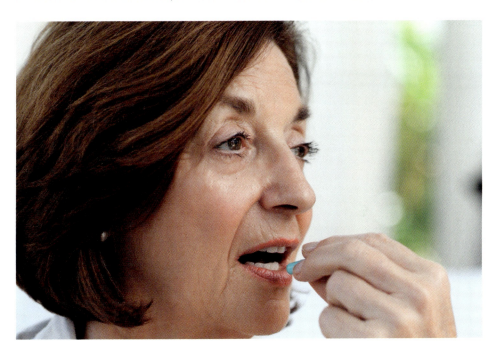

Nehmen Sie sie unzerkaut mit Wasser ein. Die Wahl des Wassers spielt dabei auch eine Rolle. Mineralstoffe können die Aufnahme von Wirkstoffen hemmen. Mineralwasser mit hohen Gehalten an beispielsweise Magnesium sind für die Einnahme von L-Thyroxin weniger geeignet. Auch Milch, milchhaltige Getränke oder Kaffee sollten mit einigem zeitlichen Abstand zum Schilddrüsenhormon verzehrt werden.

Falls Sie die Einnahme einmal vergessen haben, sollten Sie sie besser nicht nachholen. Überspringen Sie die Einnahme und nehmen Sie am nächsten Tag zur gewohnten Zeit die gleiche Menge wie sonst auch. Keinesfalls sollten Sie am Folgetag die doppelte Dosis einnehmen, um die ausgefallene Einnahme auszugleichen.

Wenn Sie versehentlich zu viel eingenommen haben, kann es passieren, dass bei Ihnen für eine Schilddrüsenüberfunktion typische Beschwerden auftreten. Suchen Sie sich in diesem Fall ärztlichen Rat.

Was muss ich bei der Einnahme mit anderen Medikamenten beachten?

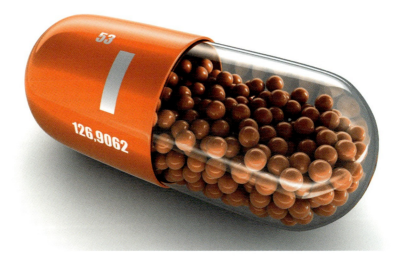

Schilddrüsenhormone können mit den Wirkstoffen anderer Medikamente wechselwirken. Dann beeinflussen sie entweder die Wirkung des anderen Stoffs oder werden selbst dadurch beeinflusst.

Das betrifft zum Beispiel Antidiabetika, bestimmte Medikamente zum Senken der Blutfettwerte sowie Betablocker gegen Bluthochdruck und eine zu schnelle Herzfrequenz. Weisen Sie Ihren Arzt daher unbedingt darauf hin, wenn Sie noch andere Medikamente einnehmen.

Worauf muss ich bei der Einnahme von Schilddrüsenhormonen sonst noch achten?

Eine sojahaltige Ernährung kann die Aufnahme des Wirkstoffs über den Verdauungstrakt beeinflussen. Wenn Sie sojahaltige Lebensmittel essen, weisen Sie Ihren Arzt/Ihre Ärztin darauf hin. Er/Sie kann dann häufigere Blutkontrollen veranlassen.

Die meisten Patienten sind ein Leben lang auf die Einnahme von L-Thyroxin angewiesen. Hier ist also höchstens eine Dosisänderung sinnvoll, die aber in Absprache mit dem behandelnden Arzt erfolgen muss, nicht aber ein komplettes Absetzen. Verändern Sie keinesfalls eigenmächtig die Dosis und setzen Sie das L-Thyroxin auch nicht plötzlich ab.

In der Regel verordnet Ihr Arzt Tabletten, die so dosiert sind, dass Sie genau eine davon am Tag einnehmen müssen. Es kann jedoch vorkommen, dass Sie zumindest vorübergehend eine Tablette teilen müssen. Doch Vorsicht: Nicht jede Tablette, die eine oder mehrere Kerben aufweist, darf auch tatsächlich geteilt werden. Sprechen Sie darüber sicherheitshalber mit Ihrem Apotheker. Er kann Ihnen auch zeigen, wie Sie die Tablette am besten teilen können.

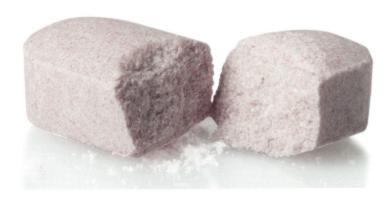

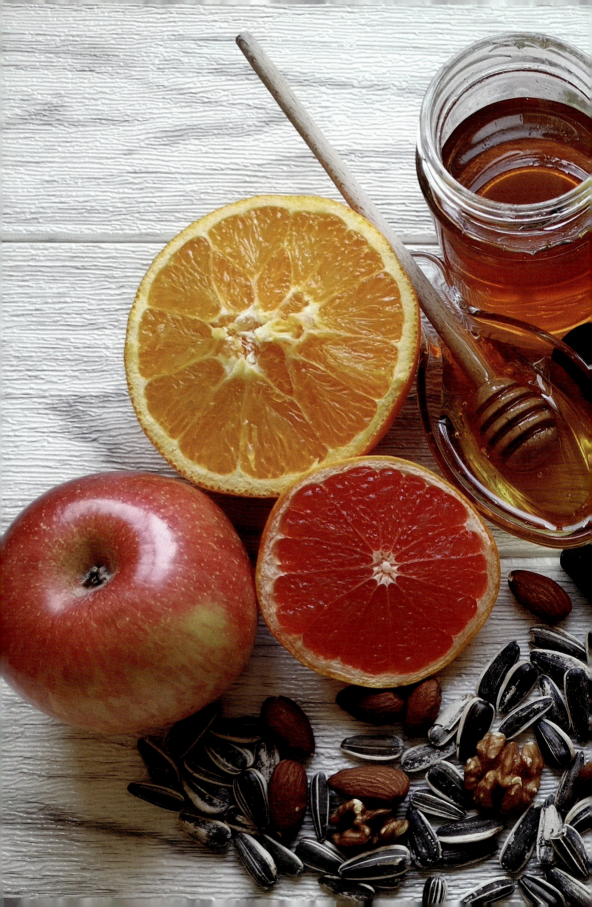

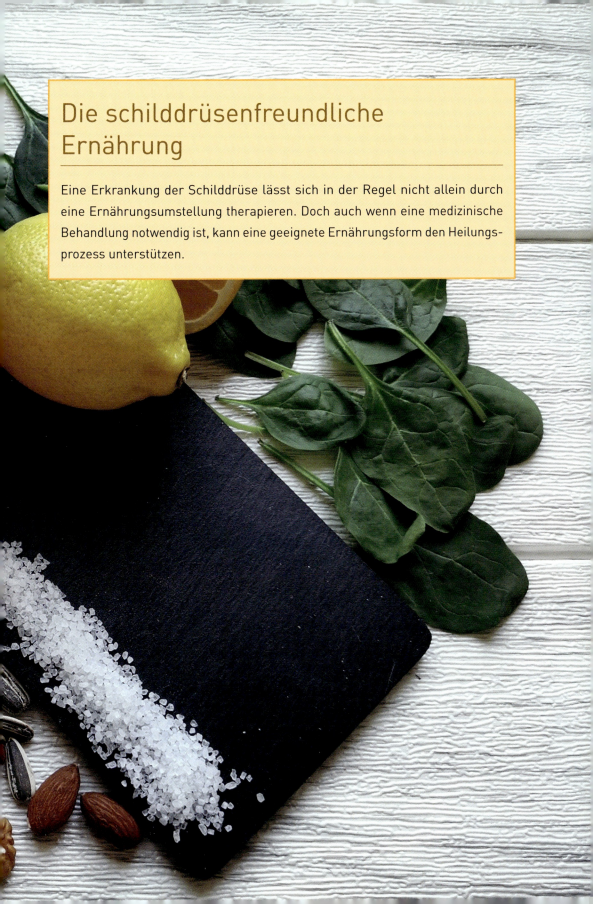

Die schilddrüsenfreundliche Ernährung

Eine Erkrankung der Schilddrüse lässt sich in der Regel nicht allein durch eine Ernährungsumstellung therapieren. Doch auch wenn eine medizinische Behandlung notwendig ist, kann eine geeignete Ernährungsform den Heilungsprozess unterstützen.

Besprechen Sie im Krankheitsfall am besten mit Ihrem Arzt, welche Ernährungsformen für Sie geeignet sind. Eine schilddrüsenfreundliche Ernährung ist aber auch zur Prävention von Schilddrüsenproblemen wichtig. Am besten ist es schließlich, wenn eine Erkrankung gar nicht erst entsteht. Dabei gibt es verschiedene wichtige Säulen wie etwa die Versorgung mit ausreichend, aber nicht zu viel Jod, anderen Spurenelementen und Vitaminen sowie den Aufbau einer gesunden Darmflora.

Jod – das Salz in der Suppe

Die Gesundheit der Schilddrüse steht und fällt mit der Jodversorgung. Gesunde Menschen benötigen etwa 200 Mikrogramm Jod pro Tag. Wer über 50 ist, nimmt idealerweise 180 Mikrogramm auf. Mehr sollte es nicht sein.

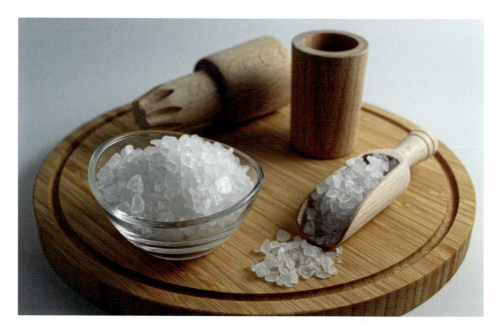

Bei einer Schilddrüsenüberfunktion, ausgelöst etwa durch Morbus Basedow, und bei Hashimoto ist bei der Jodaufnahme jedoch Vorsicht geboten. In einem solchen Fall kann es gut sein, dass Ihnen von ärztlicher Seite geraten wird, weniger oder möglichst gar kein Jod aufzunehmen.

Für die Jodversorgung relevant ist beispielsweise die Wahl des Salzes, das Sie in der Küche zum Nachwürzen verwenden. Jodiertes Speisesalz versorgt Sie und Ihre Schilddrüse mit Jod. Soll die Jodaufnahme jedoch reduziert werden, greifen Sie besser zu nicht-jodiertem Steinsalz oder Salz aus jodarmen Regionen wie den Alpen.

Möchten oder müssen Sie jodarm essen, ist bei Restaurantbesuchen, aber auch dem Verzehr von Fertigprodukten Vorsicht geboten. Insbesondere Fertigprodukte enthalten oft viel Salz. Häufig handelt es sich dabei um jodiertes Salz. Fragen Sie bei Restaurantbesuchen nach, was für Salz verwendet wird. Vielleicht ist es ja möglich, das Gericht ungesalzen zu erhalten.

Fisch auf den Tisch?

Seefisch und Meeresfrüchte sind gute Jodlieferanten. Menschen, die mehr Jod aufnehmen möchten, kommt das sehr gelegen. Schließlich werden ohnehin zwei bis drei Portionen fettreicher Seefisch pro Woche empfohlen, um den Bedarf an gesundheitsfördernden und entzündungshemmenden Omega-3-Fettsäuren zu decken.

Bei einer jodarmen Ernährungsweise empfiehlt sich Lachs zur Omega-3-Versorgung, denn dieser Seefisch enthält anders als beispielsweise Thunfisch nur wenig Jod. Ansonsten greifen Sie besser auf Nüsse und Pflanzenöle wie Rapsöl zurück, um Omega-3-Fettsäuren aufzunehmen. Süßwasserfische wie Forelle und Pangasius eignen sich ebenfalls zu einer jodarmen Ernährung.

Algen enthalten sehr viel Jod – gelegentlich sogar zu viel. Bei manchen Algen reicht schon der Verzehr kleiner Mengen, um in den kritischen Bereich zu kommen. Verzehren Sie daher nur Algen, bei denen Sie sicher sein können, dass diese Grenze nicht überschritten wird. Behalten Sie das im Hinterkopf, so sind Algen eine tolle Möglichkeit, Ihren Körper mit Jod zu versorgen.

In Bezug auf Fleisch sind vor allem Rind und Kalb wegen ihres geringen Jodgehalts empfehlenswert.

Bio oder nicht bio – das ist die Frage

Was Milchprodukte angeht, hängt der Jodgehalt von der Herkunft der Milch ab. Laut dem Bundesinstitut für Risikobewertung (BfR) enthalten Bio-Milch und daraus hergestellte Produkte lediglich zwei Drittel der Jodmenge vergleichbarer Produkte aus konventioneller Erzeugung.

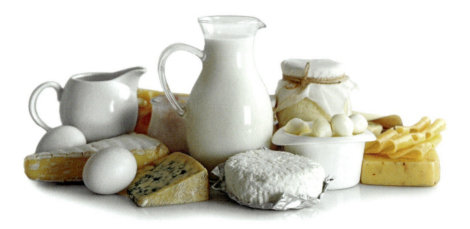

Viele Menschen bevorzugen aus ethischen Gründen Bioprodukte. Zudem enthält Bio-Milch mehr Omega-3-Fettsäuren und weniger Pestizidrückstände. Möchten Sie mehr Jod in Ihre Ernährung integrieren und trotzdem Bio-Milchprodukte verzehren, ist das natürlich kein Problem. Sie können Ihren Jodbedarf ja auch über andere Wege decken.

Obst und Gemüse – welche Sorten eignen sich für wen?

Brokkoli und Spinat gehören zu den jodreichen Sorten und sollten daher bei Betroffenen einer nicht durch Hashimoto bedingten Unterfunktion regelmäßig auf dem Speiseplan stehen.

Aprikosen, Äpfel, Birnen und Mandarinen sind ebenso wie Tomaten jodarm – dafür liefern sie jedoch eine geballte Ladung an anderen Vitalstoffen, die beispielsweise eine gesunde Funktion des Immunsystems unterstützen. Holunder- und Preiselbeeren weisen beim Obst die höchsten Jodwerte auf.

Auf das Mehl kommt es an

Bei Back- und Teigwaren kommt es auf das Mehl an. Eigentlich sind Vollkornprodukte empfehlenswerter. Sie enthalten mehr Nährstoffe und stärken die Darmflora, also auch unser Immunsystem.

Dieser hohe Nährstoffgehalt kann Vollkornmehl jedoch bei einer Schilddrüsenüberfunktion oder Hashimoto zum Problem werden lassen. Vollkornprodukte enthalten nämlich wesentlich mehr Jod als solche aus Weißmehl und sind in solchen Fällen daher mit Vorsicht zu genießen.

Selen

Neben Jod ist auch das Spurenelement Selen essentiell für eine gesunde Schilddrüsenfunktion. Zum einen schützt es vor Entzündungen und Zellschädigungen, zum anderen ist es Bestandteil der sogenannten Dejodasen. Dabei handelt es sich um Enzyme.

In unserem Organismus befindet sich eine Vielzahl verschiedenster Enzyme, die alle ganz unterschiedliche Aufgaben erfüllen. Eine Gemeinsamkeit haben sie aber: Alle Enzyme ermöglichen chemische Reaktionen und damit wichtige Prozesse in unserem Körper. Ohne sie würde der menschliche Stoffwechsel schlichtweg zum Erliegen kommen.

Die Dejodasen haben eine wichtige Funktion mit Bezug zu den Schilddrüsenhormonen. Sie sind dazu da, T4 in T3 umzuwandeln. Zur Erinnerung: T4 ist die Variante des Schilddrüsenhormons, die die Drüse unter dem Kehlkopf auf Vorrat produziert. T4 hat vier Jodatome. Die funktionsfähige Hormonform T3 hingegen hat nur drei. Das bedeutet, dass ein Jodatom abgespalten werden muss, damit das Hormon auch wirklich genutzt werden kann.

So sind die Dejodasen, oder besser: De-Jodasen, auch zu ihrem Namen gekommen. Sie sind schlichtweg Jodentferner, »Ent-Joder« sozusagen.

Welche Auswirkungen hat ein Selenmangel?

Wenn wir nicht genug Selen aufnehmen, kann unser Organismus auch nicht ausreichend T3 zur Verfügung stellen. Bei einer bereits bestehenden Unterfunktion ist das natürlich besonders ungünstig. Ein Mangel an Selen kann aber auch überhaupt erst zu Funktionsstörungen der Schilddrüse führen.

Im Gegensatz zu Jod, das nur für die Schilddrüse von Relevanz ist, wird Selen jedoch noch in anderen Bereichen unseres Organismus benötigt. Ein Mangel kann sich daher in verschiedenster Weise äußern. Typische Symptome sind etwa weiße Flecken auf den Nägeln, Haarausfall bzw. brüchiges Haar sowie Fruchtbarkeitsprobleme beim Mann.

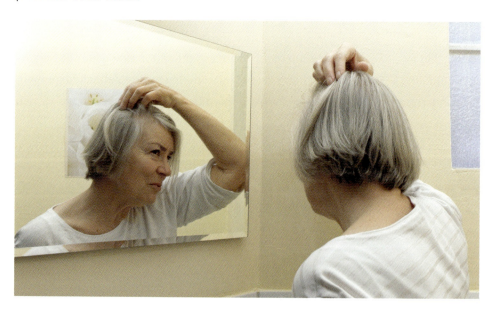

Wie entsteht ein Mangel an Selen?

Tierische Lebensmittel enthalten Selen, pflanzliche Lebensmittel allgemein hingegen weniger. VegetarierInnen und VeganerInnen sind daher häufiger von einem Selenmangel betroffen. Auch bei einer verringerten Nährstoffaufnahme aufgrund einer Darmerkrankung kann der Körper eventuell nicht seinen Selenbedarf decken.

Weitere mögliche Ursachen sind Stoffwechselstörungen und Nierenerkrankungen. Die Deutsche Gesellschaft für Ernährung empfiehlt eine tägliche Selenaufnahme von 60 Mikrogramm für Frauen und 70 Mikrogramm für Männer.

Hilft Selen gegen Hashimoto und Morbus Basedow?

Forschende haben herausgefunden, dass Betroffene von Autoimmunerkrankungen, die sich gegen die Schilddrüse richten, von einer erhöhten Selenzufuhr profitieren können. Diese ist gut verträglich und konnte in wissenschaftlichen Untersuchungen die Lebensqualität der Testpersonen deutlich verbessern.

Empfohlen wird hier eine Aufnahme von 200 Mikrogramm am Tag. Diese Dosis liegt deutlich über der empfohlenen Verzehrmenge für gesunde Erwachsene. Halten Sie daher Rücksprache mit Ihrem behandelnden Arzt, bevor Sie Ihre Selenaufnahme erhöhen.

Welche Lebensmittel versorgen mich mit Selen?

Wie bereits erwähnt können tierische Lebensmittel gute Selenquellen sein. Wer aus gesundheitlichen oder ethischen Gründen auf deren Verzehr verzichten möchte, kann den Selenbedarf aber auch aus anderen Quellen decken.

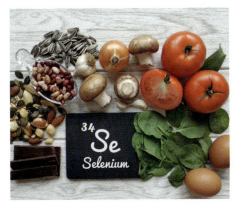

Pflanzliche Lebensmittel, die viel Selen enthalten, sind beispielsweise Nüsse, Hülsenfrüchte, Pilze – insbesondere Steinpilze – und bestimmte Gemüsearten wie Kohl, Zwiebeln und Spargel.

Eisen

Ein weiterer Stoff, den die Schilddrüse unbedingt zur Herstellung von Hormonen benötigt, ist Eisen. Ohne Eisen also auch keine Schilddrüsenhormone.

Wissenschaftliche Untersuchungen haben ergeben, dass sechs von zehn Personen, die unter einer Schilddrüsenunterfunktion leiden, auch einen Eisenmangel haben. Diese beiden Faktoren verstärken sich: Während ein Eisenmangel die Bildung von Schilddrüsenhormonen erschwert, hemmt eine Unterfunktion gleichzeitig die Aufnahme von Eisen aus der Nahrung.

Eisenmangel vorbeugen – so gehts

Die Deutsche Gesellschaft für Ernährung empfiehlt Erwachsenen, täglich 10 Milligramm Eisen pro Tag aufzunehmen. Frauen bis 50 sollten täglich 15 Milligramm Eisen aufnehmen.

Eisenhaltige Lebensmittel sind Innereien, vor allem Leber, Fleisch, Haferflocken, Kürbiskerne, grünes Gemüse, Beeren und Petersilie.

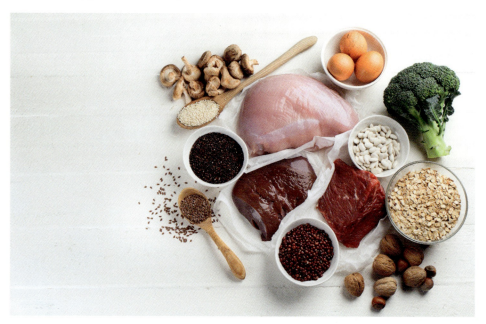

Eisen aus tierischen Lebensmitteln kann unser Körper besser verwerten als pflanzliches. In Kombination mit Vitamin C ist Eisen zudem besser für uns verfügbar. Daher sollten Vitamin C- und eisenhaltige Lebensmittel miteinander kombiniert werden.

Vollkorn- und Milchprodukte, Kaffee, Tee, Rotwein und Spinat hingegen hemmen die Eisenaufnahme. Auch bestimmte Medikamente wirken sich negativ auf die Verwertung von Eisen in unserem Verdauungstrakt auf.

Was tun bei Eisenmangel?

Ein Eisenmangel macht sich häufig durch Müdigkeit und eine verminderte Leistungsfähigkeit bemerkbar.

Im fortgeschrittenen Stadium treten Hauterscheinungen wie rissige Mundwinkel und trockene Haut auf, zudem Haarverlust und brüchige Nägel. Auch ein Brennen auf der Zunge oder Schluckbeschwerden können mit einem Eisenmangel in Verbindung stehen. Kopfschmerzen, Atemnot, Blässe und Schlafstörungen können auf einen dringend behandlungsbedürftigen Eisenmangel hindeuten.

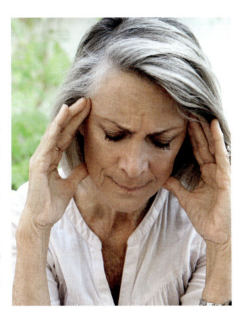

Kann ein Eisenmangel nicht durch eine Ernährungsumstellung behoben werden, steht eine entsprechende Nahrungsergänzung an. Diese sollte aber nur in Absprache mit dem Arzt/der Ärztin erfolgen. Zum einen müssen die Werte regelmäßig kontrolliert werden, damit die Behandlung nicht über das Ziel hinausschießt. Zum anderen klagt einer von vier Menschen, die ein Eisenpräparat einnehmen, über Nebenwirkungen wie Übelkeit, Bauchschmerzen, Sodbrennen, Durchfall, schwarzen Stuhl oder Verstopfung.

Vitamin B12

Wer sich vegetarisch oder vegan ernährt, hat ein erhöhtes Risiko für einen Mangel an Vitamin B12. Dieser Vitalstoff ist nämlich vor allem in tierischen Produkten enthalten.

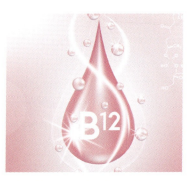

Doch auch bei Hashimoto kann es zu einem Vitamin B12-Mangel kommen. Die Zellen des Immunsystems, die bei dieser Autoimmunerkrankung die Schilddrüse angreifen, können auch bestimmte Zellen im Magen schädigen. Dann ist die Aufnahme von Vitamin B12 aus der Nahrung gestört.

Zu wenig Vitamin B12 – der verspätete Mangel

Im Gegensatz zu den meisten anderen Vitaminen kann unser Organismus Vitamin B12 speichern – und das über Jahre hinweg. So kommt es, dass ein Vitamin B12-Mangel mit deutlicher Verzögerung nach der eigentlichen Ursache auftritt.

Die Deutsche Gesellschaft für Ernährung empfiehlt die Aufnahme von vier Mikrogramm am Tag. Vitamin B12 ist vor allem in Fisch, Fleisch, Milchprodukten und Eiern enthalten. Auch fermentierte Lebensmittel wie Sauerkraut eignen sich als B12-Quellen. Produkte für vegetarisch und vegan lebende Menschen sind oft mit Nährstoffen wie Vitamin B12 angereichert.

Wozu brauchen wir Vitamin B12?

Das Vitamin spielt eine wichtige Rolle beim Energiestoffwechsel und dem Aufbau von Nervenzellen. Für die psychische Gesundheit ist der auch als Cobalamin bekannte Nährstoff ebenfalls von Bedeutung.

Anzeichen für einen B12-Mangel sind beispielsweise Kopfschmerzen, Haarausfall, Konzentrationsschwierigkeiten und Depressionen.

Antioxidantien und Omega-3-Fettsäuren

Antioxidantien und die Omega-3-Fettsäuren benötigt unser Körper unter anderem, um Entzündungen entgegenzuwirken. Entzündliche Prozesse sind auch an einigen Schilddrüsenerkrankungen wie Hashimoto beteiligt.

Unterschwellige, systemische Entzündungen, die den gesamten Körper betreffen, stellen ebenfalls eine große Belastung für unsere Gesundheit dar. Sie machen uns anfällig für diverse Erkrankungen. Eine Ernährung, die reich an Antioxidantien und Omega-3-Fettsäuren ist, beugt der Entstehung solcher Prozesse vor.

Antioxidantien: Weshalb sind sie so wichtig für die Schilddrüse?

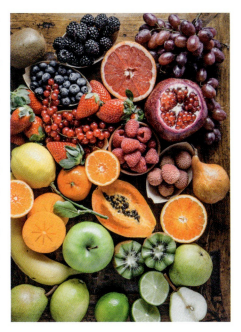

Im Fall der Schilddrüse haben Antioxidantien eine ganz besondere Schutzfunktion. Diese ist nämlich überdurchschnittlich viel oxidativem Stress ausgesetzt. Aber was hat es damit eigentlich genau auf sich?

Nun, es geht um freie Radikale. Dabei handelt es sich um aggressive chemische Verbindungen, die unsere Körperzellen schädigen können. Solche Prozesse bezeichnet man als oxidativen Stress. Freie Radikale erhöhen das Risiko verschiedenster Erkrankungen, unter anderem sogar Krebs.

Leider lässt sich der Kontakt mit ihnen nicht vermeiden, denn freie Radikale sind überall: in der Atemluft zum Beispiel und in unserem Essen. Besonders tückisch: Bei der Produktion von Schilddrüsenhormonen entstehen gleichzeitig auch freie Radikale, die sich dann in der Schilddrüse befinden.

Antioxidantien sind hauptberufliche Radikalfänger. Das bedeutet, sie machen die freien Radikale unschädlich, bevor sie die Körperzellen angreifen können. Die auch als sekundäre Pflanzenstoffe bekannten Antioxidantien werden von Pflanzen gebildet, um sich vor schädlichen Umwelteinflüssen zu schützen. Wenn wir sie mit der Nahrung aufnehmen, übernehmen sie die gleiche Aufgabe in unserem Körper.

Es gibt ganz verschiedene Antioxidantien. Die Vitamine C und E gehören dazu, ebenso bestimmte Farb- und Geschmacksstoffe in Obst und Gemüse. Doch nicht nur Grünzeug liefert uns Antioxidantien – sie sind auch in Kaffee, dunkler Schokolade und sogar Rotwein enthalten.

Omega-3-Fettsäuren: das gesunde Fett

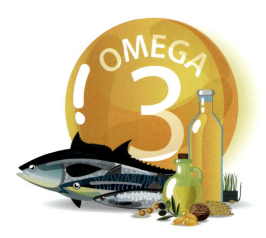

Früher hieß es immer, dass Fett ungesund sei und fett mache. Diese Binsenweisheit ist längst widerlegt. Heute weiß man: Auf das Fett kommt es an. Speck und Schmalz sind sicherlich nicht gut für die Gesundheit; bei den in Fisch enthaltenen Ölen sowie bestimmten Pflanzenölen sieht das jedoch ganz anders aus.

Fettreicher Seefisch, Walnüsse, Lein- und Rapsöl beispielsweise enthalten eine ganze Menge wertvoller Omega-3-Fettsäuren. Diese lindern entzündliche Prozesse im Körper und schützen sogar vor Herz-Kreislauf-Erkrankungen. Von diesem Fett darf also gern mehr auf den Teller.

Vitamin D

Vitamin D wird häufig als das Heilmittel schlechthin für alle möglichen Erkrankungen angepriesen. Das ist sicherlich übertrieben. Der positive Einfluss von Vitamin D auf unser Immunsystem ist jedoch wissenschaftlich bewiesen. Diese Wirkung können wir uns unter anderem beim Schutz vor Hashimoto und Morbus Basedow zunutze machen.

Das Sonnenvitamin

Im Gegensatz zu den anderen Vitaminen müssten wir Vitamin D gar nicht zwingend mit der Nahrung aufnehmen. Der menschliche Körper kann den Vitalstoff nämlich selbst bilden. Dafür benötigt er UV-Strahlung.

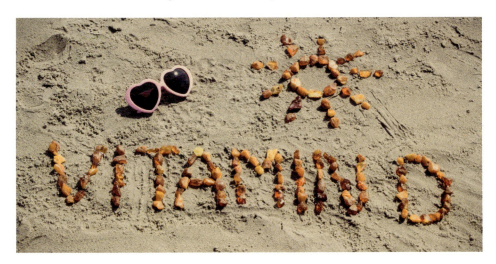

Aus diesem Grund wird Vitamin D oft auch als Sonnenvitamin bezeichnet. Kommt unsere Haut mit genügend Sonnenlicht in Berührung, ist also auch unsere Vitamin D-Versorgung gesichert. Die Sache hat aber gleich zwei Haken:

1. In Mitteleuropa ist es vor allem in Herbst und Winter nahezu unmöglich, überhaupt ausreichend UV-Licht zu tanken. So ist zumindest in der kalten Jahreszeit Essig mit der Vitamin D-Bildung.

2. Sonnenlicht unterstützt nicht nur die Vitamin D-Herstellung, sondern hat auch negative Auswirkungen: Ein Übermaß an UV-Strahlung schädigt unsere Haut. Es kommt zu Sonnenbrand und mit jedem Sonnenschaden an der Haut steigt das Risiko, an Hautkrebs zu erkranken. Bei Kindern ist diese Gefahr sogar besonders groß, sodass sie während der wärmeren Monate gar nicht in die Sonne sollten, zumindest nicht ohne ausreichenden Sonnenschutz.

3. Textilien und Sonnenschutzprodukte wie etwa Sonnencreme können uns immerhin eingeschränkt vor der schädlichen UV-Strahlung schützen. So klappt es aber auch nicht mit der Vitamin D-Bildung.

Zusammenfassend lässt sich sagen: Eine Alternative muss her!

Vitamin D mit der Nahrung aufnehmen?

Es gibt durchaus Lebensmittel, die viel Vitamin D enthalten. Dazu gehören Hering, Lachs und Makrele, Milchprodukte, Hühnereier und bestimmte Pilzsorten. Unseren gesamten Bedarf an Vitamin D über die Nahrung zu decken, ist aber schwierig.

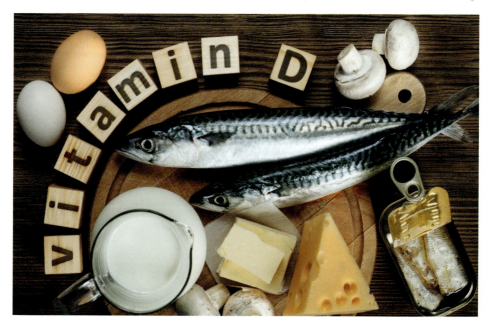

Volkskrankheit Vitamin D-Mangel

Aus diesem Grund ist ein Mangel an Vitamin D in Mitteleuropa gewissermaßen eine Volkskrankheit. Mehr als die Hälfte der Erwachsenen in Deutschland ist entweder suboptimal mit Vitamin D versorgt oder leidet gar unter einem Mangel an dem wichtigen Vitalstoff.

Tückisch ist, dass sich ein solcher Mangel nicht eindeutig und in dramatischer Form zeigt und so oft erst spät oder gar nicht entdeckt wird. Mögliche Symptome eines Vitamin D-Mangels reichen von Infektanfälligkeit über Muskelschmerzen bis hin zu Haarausfall.

Langfristig steigt durch eine Unterversorgung auch das Osteoporoserisiko, da Vitamin D wichtig für die Knochengesundheit ist. Nach den Wechseljahren steigt das Risiko für Frauen, an Osteoporose zu erkranken. Gerade für diese Personengruppe ist eine ausreichende Vitamin D-Versorgung daher von Bedeutung.

Nahrungsergänzungsmittel mit Vitamin D

Den meisten Menschen bleibt nur, Vitamin D in Form eines Nahrungsergänzungsmittels einzunehmen. Hier gibt es zahlreiche verschiedene Anbieter und Produkte. Durch den Vitamin D-Hype in den letzten Jahren ist der Markt massiv gewachsen. Nicht immer ist deutlich erkennbar, ob das Mittel wirklich hochwertig ist und Ihren Bedürfnissen gerecht wird.

ExpertInnen empfehlen, täglich 800 IE (Internationale Einheiten) Vitamin D in Form eines Nahrungsergänzungsmittels einzunehmen. Welches Präparat sich für Sie eignet, besprechen Sie am besten mit Ihrem Arzt. Er kann auch Ihren Vitamin D-Spiegel mit einer Blutuntersuchung feststellen. Sollte sich dabei eine gravierende Unterversorgung zeigen, ist möglicherweise eine höhere Dosis notwendig.

Vitamin D: Wann ist es zu viel?

Der Vitamin D-Spiegel kann in verschiedenen Einheiten angegeben werden, in Nanogramm pro Milliliter (ng/ml) und in Nanomol pro Milliliter (nmol/ml). Worin sich diese Angaben unterscheiden, spielt hier keine Rolle. Wichtig ist, zu wissen, dass eine ideale Versorgung mit Vitamin D zwischen 35 und 60 ng/ml bzw. 80 bis 150 nmol/ml in Blut liegt. Werte, die leicht darüber liegen, sind noch unbedenklich, sollten aber regelmäßig kontrolliert werden.

Ein stark erhöhter Vitamin D-Spiegel ist jedoch gefährlich. Das liegt daran, dass Vitamin D den Kalziumspiegel beeinflusst. Bei zu viel Vitamin D steigt dieser ebenfalls an und das kann gefährlich werden. Man spricht sogar von einer Vitamin D-Vergiftung.

Symptome einer Vitamin D-Überdosierung können Bauchkrämpfe, Appetitlosigkeit, starker Durst und vermehrtes Wasserlassen sein. In schweren Fällen drohen lebensbedrohliche Konsequenzen, etwa Herzrhythmusstörungen oder Nierenversagen.

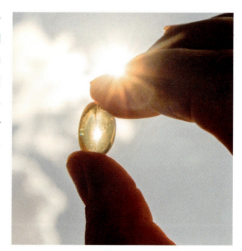

Mit der Nahrung und moderat dosierten Nahrungsergänzungsmitteln sind gefährlich hohe Dosen jedoch nicht zu erreichen. Eine Vergiftung droht nur bei der Einnahme von hoch dosierten Nahrungsergänzungsmitteln oder mit sehr viel Vitamin D angereicherten Lebensmitteln. Empfehlungen, große Mengen an Vitamin D gegen beliebige Erkrankungen einzunehmen, sind daher mit großer Vorsicht zu genießen.

So schützt Vitamin D die Schilddrüse

Wie Sie bereits wissen, wendet sich das Immunsystem bei Autoimmunerkrankungen gegen körpereigene Organe oder Gewebe. Im Fall von Hashimoto und Morbus Basedow ist die Schilddrüse von solchen Prozessen betroffen.

Die Vorstellung, das Immunsystem bei einer solchen Erkrankung zu stärken, löst vielleicht zunächst Skepsis aus. Doch die Wirkung von Vitamin D auf unsere Abwehrkräfte ist keine Einbahnstraße. Der Vitalstoff heizt also nicht einfach nur blind das Immunsystem an. Sein Einfluss ist wesentlich komplexer.

Das Immunsystem ist in verschiedene Abteilungen aufgeteilt. Eine davon ist die angeborene Immunabwehr, also sozusagen das, was in unserem Organismus automatisch abläuft. Sie wird durch Vitamin D gestärkt – das ist positiv.

Einen Großteil des Immunsystems eignet sich der Körper jedoch mit der Zeit erst an. Hier kann es auch zu Fehlprogrammierungen kommen, die beispielsweise durch genetische Faktoren oder Umwelteinflüsse verstärkt werden können. So entstehen Allergien, aber auch Autoimmunerkrankungen. Hier greift Vitamin D regulierend ein. Der Vitalstoff hilft den Immunzellen sogar, Freunde von Feinden zu unterscheiden. Gleichzeitig beeinflusst Vitamin D auch die sogenannten Zytokine. Je nach Typ können diese Proteine Entzündungen im Körper fördern, aber auch lindern.

Ein ausreichend hoher Vitamin D-Spiegel ist also essentiell, damit unser Immunsystem Krankheitserreger unschädlich machen kann und sich gleichzeitig nicht gegen den eigenen Körper richtet. Damit schützt das Sonnenvitamin auch die Schilddrüse.

Nichtsdestotrotz ist Vitamin D nicht das alleinige Mittel, um unser Immunsystem zu stärken. Dazu bedarf es einer insgesamt ausgewogenen Ernährung. Im folgenden Kapitel erfahren Sie außerdem, was unser Darm zu den Abwehrkräften beiträgt und wie wir uns das zunutze machen können.

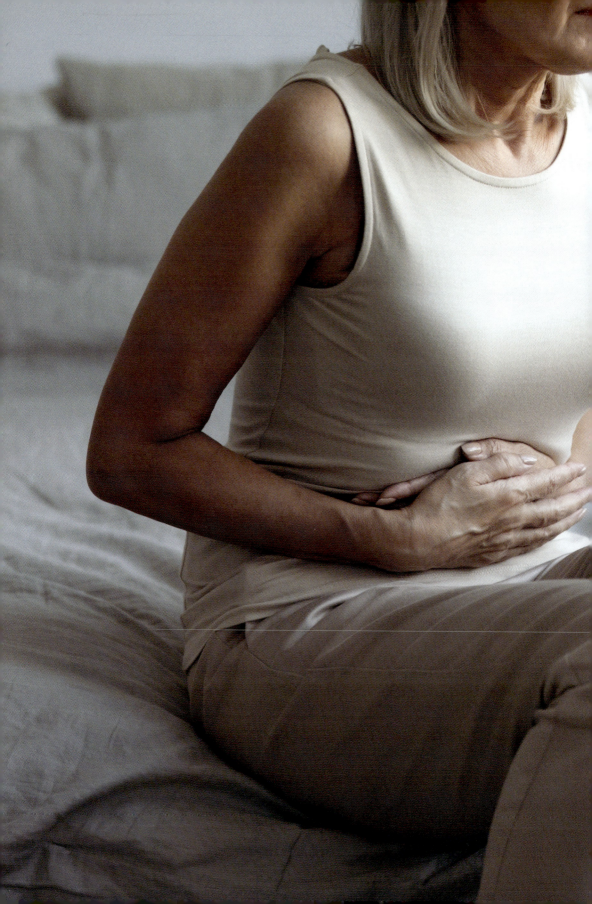

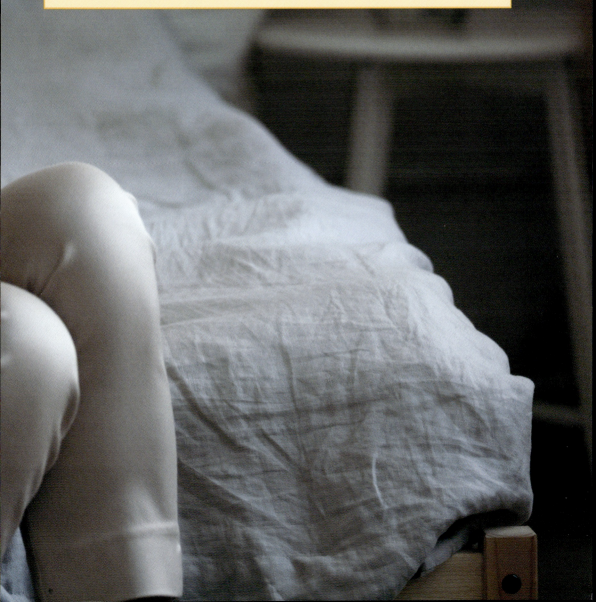

Wie Ihre Darmflora Ihre Schilddrüse schützen kann

Billionen von Bakterien tummeln sich im menschlichen Darm. Man spricht auch von der Darmflora oder dem Darmmikrobiom. Klingt beunruhigend, aber eigentlich ist das eine gute Nachricht. Schließlich ist darunter eine Vielzahl »guter«, also gesundheitsförderlicher Bakterien, die beispielsweise unser Immunsystem stärken und noch auf weitere Arten dafür sorgen, dass wir vor Krankheiten geschützt sind.

Es kann aber auch anders aussehen: Bei einer sogenannten Dysbiose, also einer Fehlbesiedlung des Darms, sind »schlechte«, gesundheitsschädliche Darmbakterien in der Überzahl. Das kann sich in Form von Verdauungsstörungen äußern, ist aber auf Dauer noch ein viel größeres Problem.

Was hat die Schilddrüse mit dem Darm zu tun?

Die Dysbiose erhöht das Risiko für zahlreiche Erkrankungen. Autoimmunerkrankungen haben ebenfalls leichteres Spiel, wenn die Darmflora im Ungleichgewicht ist. Das gilt auch für Hashimoto und Morbus Basedow. Sie sorgt nämlich dafür, dass das Immunsystem nicht mehr richtig funktionieren kann.

Durch zu viele »schlechte« Bakterien im Darm ist auch die Nährstoffaufnahme nicht mehr so effektiv. Das betrifft unter anderem die Nährstoffe, auf die die Schilddrüse angewiesen ist. Doch während wichtige Stoffe ungenutzt den Darm passieren, können schädliche in den Organismus eindringen.

Das passiert, wenn die Dysbiose so weit fortgeschritten ist, dass es zum Leaky-Gut-Syndrom kommt. »Leaky Gut« bedeutet »löchriger Darm«. Diese Bezeichnung trifft den Kern des Problems, denn der Darm der Betroffenen ist bereits so in Mitleidenschaft gezogen, dass er seine Schutzfunktion nicht mehr aufrechterhalten kann.

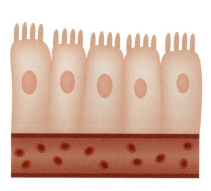

normale dichte Verbindung

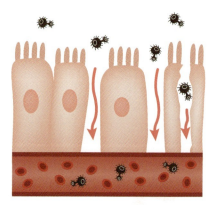

undicht und entzündet

Die sogenannte Darmbarriere ist gestört und es gelangen Stoffe aus dem Darm in den Rest des Körpers, die dort überhaupt nichts zu suchen haben. Sie lösen systemische, also den ganzen Körper betreffende, Entzündungsreaktionen aus.

Darüber hinaus hat die Zusammensetzung der Darmflora auch ganz direkte Auswirkungen auf den Hormonspiegel im Blut: Ein Teil des Umbaus von T4 zu T3, also von der Speicherform des Schilddrüsenhormons zu dessen nutzbarer Version, findet im Darm statt.

Futter für die guten Bakterien

Welche Bakterien im Darm das Sagen haben, ist zu großen Teilen abhängig von unserer Ernährung. Kurz gesagt: Was gesund für uns ist, ist auch für die guten Bakterien richtig. Fermentiertes wie Kefir und Sauerkraut enthalten sogar besonders viele gesunde Bakterien. Ungesunde Lebensmittel wie etwa Weißmehl und Industriezucker hingegen sind das Futter schädlicher Bakterien.

Insbesondere Ballaststoffe sind für eine gesunde Darmflora von enormer Bedeutung. Sie sind in Vollkornprodukten sowie vielen Obst- und Gemüsesorten enthalten. Auch Milchprodukte, Kaffee, dunkle Schokolade und sogar Rotwein fördern eine ausgeglichene Zusammensetzung des Darmmikrobioms.

Pro- und Präbiotika – was hat es damit auf sich?

Unter Probiotika versteht man, wie schon erwähnt, Lebensmittel oder medizinische Präparate, die lebende gesundheitsförderliche Darmbakterien enthalten. Präbiotika hingegen sind deren Lebensgrundlage, also ihr Futter.

Sowohl Pro- als auch Präbiotika sind geeignet, um unsere Darmflora aufzupäppeln. Das ist beispielsweise nach der Einnahme von einem Antibiotikum notwendig, weil diese Wirkstoffe nicht nur Krankheitserregern, sondern auch der Darmflora an den Kragen gehen.

Doch auch durch eine ungesunde Ernährungsweise kann es ganz ohne Erkrankung zu einer Fehlbesiedlung des Darms kommen. Die vorübergehende Einnahme eines pro- oder präbiotischen Nahrungsergänzungsmittels kann hier Abhilfe schaffen. Langfristig ist das aber nur sinnvoll, wenn auch eine Ernährungsumstellung stattfindet.

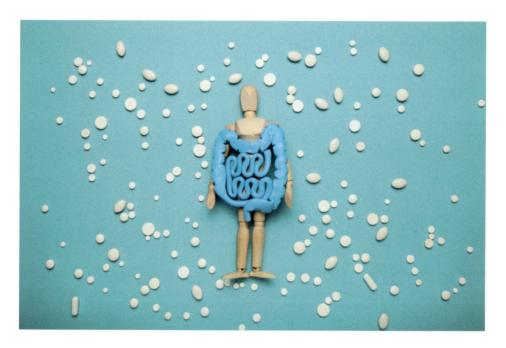

Dysbiose und Autoimmunkrankheiten

Forschungen haben gezeigt, dass Autoimmunerkrankungen wie Morbus Basedow und Hashimoto eng mit der Zusammensetzung des Darmmikrobioms verbunden sind. Eine positive Beeinflussung der Darmflora kann daher auch Beschwerden dieser Erkrankungen verbessern. Dazu ist unbedingt ärztlicher Rat hinzuzuziehen.

Der Arzt wird zunächst eine Stuhlanalyse in die Wege leiten, bei der genau festgestellt wird, welche Bakterien sich in welchem Verhältnis zueinander im Darm tummeln. Je nach dem Ergebnis dieser Analyse kann er gezielt ein Probiotikum empfehlen, das die fehlenden Bakterienstämme enthält. Nicht alle Bakterienarten können jedoch in Form von Probiotika eingenommen werden. Besteht hier ein Bedarf, lässt sich das nur über Präbiotika, also Bakterienfutter regulieren. Das richtige Futter zieht nämlich die richtigen Bakterien an und sorgt dafür, dass diese sich im Darm niederlassen.

Was kann ich sonst noch für meinen Darm tun?

Viel trinken ist wichtig für den Darm und die Verdauung. Dabei gelten aber nur Wasser und ungesüßter Kräutertee wirklich als Getränke. In Milch, Kaffee und Co. sind zu viele andere Stoffe gelöst, sie werden vom Körper nicht als Flüssigkeit erkannt und anders verarbeitet.

Alkohol sollten Sie nur in Maßen genießen. Zwar sind Rotwein und Bier in kleinen Mengen förderlich für die Darmflora. Das bezieht sich aber nur auf etwa ein Glas täglich. Wenn Sie regelmäßig größere Mengen trinken, dominiert die schädliche Wirkung des darin enthaltenen Alkohols.

Auch Bewegung fördert eine gesunde Darmfunktion. Das gilt nicht nur für Trainingseinheiten, sondern auch für Spaziergänge oder Treppensteigen. Je mehr Sie sich bewegen, desto besser – nicht nur für Ihre Darmflora.

Beim Essen kommt es nicht nur auf die Wahl der Speisen an, sondern auch auf den Verzehr an sich. Essen Sie langsam und kauen Sie gründlich. Das erleichtert dem Verdauungstrakt die Arbeit.

Zu guter Letzt spielt auch Stress eine Rolle bei der Zusammensetzung der Darmflora. Im folgenden Kapitel erfahren Sie, wie Sie diesen reduzieren können.

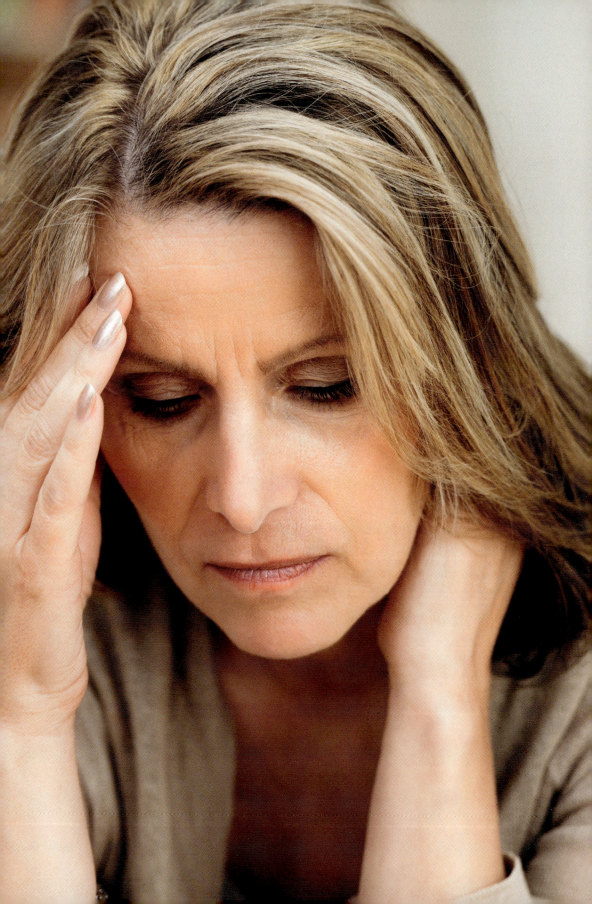

Weniger Stress, mehr Gesundheit

Grundsätzlich ist die Stressreaktion unseres Organismus etwas Gutes. Evolutionsbiologisch ist sie sehr sinnvoll, sonst hätte sie sich gar nicht in unseren Genen durchgesetzt. Ursprünglich war die Stressreaktion nämlich dazu gedacht, uns in die Lage zum Kampf oder zur Flucht zu versetzen. Das war für unsere Vorfahren überlebenswichtig, denn ihr Alltag lauerte voller Gefahren. Der vielzitierte Säbelzahntiger war nur eine davon.

Tatsächlich leben wir in Mitteleuropa heute sicherer als je zuvor in der Geschichte. Subjektiv fühlt sich das vielleicht anders an, es ist aber wirklich so. Glücklicherweise kommen wir heute also kaum noch in Situationen, in denen es um Leben um Tod geht. Das heißt aber leider nicht, dass wir keinen Grund hätten, uns Sorgen zu machen. Finanzielle Engpässe, die schwere Erkrankung eines geliebten Menschen, Druck bei der Arbeit und vieles mehr versetzen uns in andauernde Alarmbereitschaft – so kommt es zu Dauerstress.

Für diese konstante Anspannung ist unser Stresssystem eigentlich nicht ausgelegt. Deshalb macht andauernder Stress uns nicht leistungsfähiger, sondern schwächt uns im Gegenteil mental und körperlich. Seelisch werden wir so immer weniger widerstandsfähig. Dinge, die uns im »Normalzustand« nicht viel ausmachen, werfen uns in Stressphasen völlig aus der Bahn – und triggern so noch mehr Stress. Gleichzeitig befindet sich unser Organismus im ununterbrochenen Alarmmodus und erschöpft sich dabei immer mehr. Auch das Immunsystem leidet darunter.

Das kann einerseits dazu führen, dass wir infektanfälliger werden, uns häufiger erkälten als früher. Andererseits können Stressphasen in Verbindung mit einer entsprechenden genetischen Veranlagung aber auch Autoimmunreaktionen auslösen, bei denen das Immunsystem »durchdreht« und auf körpereigene Organe und Gewebe losgeht.

Auch die beiden Autoimmunerkrankungen, die sich gegen die Schilddrüse wenden, Hashimoto und Morbus Basedow, können erstmalig während oder nach besonders stressigen Lebensphasen auftreten. Um ihnen – und zahlreichen anderen stressbedingten Erkrankungen – vorzubeugen, müssen wir also Stress reduzieren. Bei einer bereits bestehenden (Autoimmun-)Erkrankung ist es ebenfalls sinnvoll, mehr Entspannung in den Alltag zu bringen.

Einfacher gesagt als getan. Wenn man schon am Leistungsmaximum ist, fehlt oft die Energie, um noch einen Yogakurs zu besuchen oder mal eben den Jakobsweg zu pilgern. Umso wichtiger ist es, in kleinen und machbaren Schritten vorzugehen. Denn eines brauchen wir alle sicherlich nicht: noch mehr Stress.

Schritt 1: ein regelmäßiger Schlafrhythmus

Unser Körper ist auf die Nachtruhe angewiesen, um sich zu regenerieren. Auch das Gehirn braucht diese Ruhephase dringend, um Informationen, die wir am Vortag erhalten haben, und Erlebnisse zu verarbeiten.

Gleichzeitig ist der Schlaf sehr anfällig für Störungen. Viele Menschen schlafen in Stressphasen weniger und schlechter, leiden unter Ein- und/oder Durchschlafstörungen. Das verstärkt den Teufelskreis.

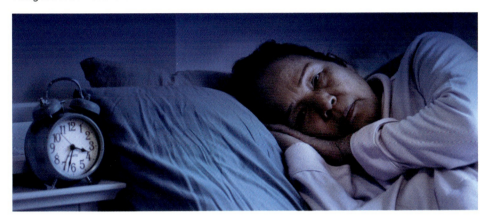

Am besten ist es, einen regelmäßigen Schlafrhythmus zu etablieren. Das ist leider nicht immer möglich, zum Beispiel bei Schichtarbeit. Je regelmäßiger Sie schlafen, desto besser ist es jedoch.

Die meisten Menschen benötigen zwischen sieben und acht Stunden Schlaf. Überlegen Sie sich daher also zunächst, von wann bis wann Sie schlafen möchten – und verabreden Sie sich für diese Zeit mit Ihrem Bett.

Um den Übergang vom Wachzustand in den Schlaf zu vereinfachen, helfen kleine, entspannende Rituale. Mahlzeiten und Bildschirmzeit direkt vor dem Schlafengehen hingegen sind einem guten Schlaf wenig zuträglich. Stattdessen könnten Sie noch eine halbe Stunde in einem (entspannenden!) Buch lesen, ein heißes Bad nehmen, eine Gesichtsmassage machen oder ruhige Musik hören.

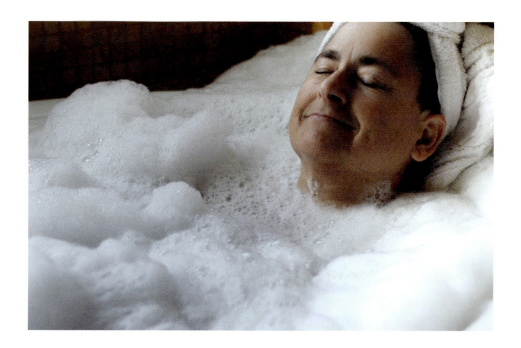

Gehen Sie dann zur vorab festgelegten Zeit ins Bett. Wenn Sie wirklich nicht schlafen können, stehen Sie jedoch nach etwa einer halben Stunde wieder auf und gehen einer ruhigen Tätigkeit nach. Sonst verbinden Sie das Bett irgendwann mit dem unangenehmen Wachliegen und fühlen sich dort unwohl.

Es gibt viele verschiedene Helferlein, die Ihnen das Einschlafen zusätzlich erleichtern können. Da wären zum Beispiel Zirbenkissen, Lavendelspray fürs Kissen, die allseits bekannte heiße Milch mit Honig oder auch Bachblüten, Heilsteine und Ähnliches. Probieren Sie aus, was Ihnen hilft – ganz egal, was andere darüber denken könnten.

Wenn es gar nicht anders geht, können Sie mit Ihrem Hausarzt/Ihrer Hausärztin über ein Schlafmittel sprechen. Das kommt aber wirklich erst dann in Frage, wenn alles andere nicht funktioniert hat. Außerdem sollten Sie Schlafmittel nur für eine kurze Zeit einnehmen und die Dosis nie ohne ärztliche Rücksprache verändern.

Schritt 2: Finden Sie eine Entspannungsmethode, die zu Ihnen passt

Entspannung ist sehr individuell. Die einen hören Puccini zum Abschalten, andere Rock. Genauso ist es auch mit Entspannungsmethoden. Was für andere funktioniert, muss bei Ihnen nicht auch klappen. Deshalb ist es wichtig, dass Sie nach einem fehlgeschlagenen Versuch nicht direkt aufgeben. Probieren Sie auch hier verschiedene Methoden aus, bis Sie etwas Passendes für sich gefunden haben. Seien Sie dabei aber nicht zu ungeduldig. Bei vielen Entspannungsmethoden brauchen Sie ein wenig Übung und Routine, bis Sie von Ihrer Wirkung profitieren können.

Achtsamkeit

Achtsamkeit ist seit einer Weile in aller Munde. Damit ist eine Meditationsform gemeint, bei der Sie sich ganz auf eine Sache konzentrieren. Das kann der Blick aus dem Fenster sein, der Genuss Ihrer Lieblingsspeise, aber auch Ihr eigener Körper.

Wichtig dabei ist, dass Sie alle Wahrnehmungen und Empfindungen so annehmen, wie sie in diesem Moment sind. Es gibt kein Gut oder Schlecht, kein Richtig oder Falsch. Mit der Zeit lernen Sie so, auch in stressigen Situationen nicht in Panik zu geraten, sondern alles mit ein wenig Abstand zu betrachten und erst einmal anzunehmen.

Progressive Muskelrelaxation nach Jacobson

Bei der Progressiven Muskelrelaxation, also Muskelentspannung, nach Jacobson geht es darum, stressbedingte Muskelverspannungen zu lösen. Gleichzeitig lernen Sie durch diese Methode, besser auf Ihre Muskelspannung zu achten und so in Stresssituationen nicht mehr so schnell zu verkrampfen.

Am besten kaufen Sie sich eine CD oder belegen einen (Online-)Kurs, um mit der Muskelrelaxation zu beginnen. So können Sie sich ganz auf die Übungen konzentrieren und müssen nicht ständig überlegen, was als Nächstes dran ist.

Die Progressive Muskelrelaxation basiert auf aktivem An- und darauffolgenden Entspannen aller größeren Muskelgruppen. Die Praktizierenden reisen dabei einmal durch ihren gesamten Körper.

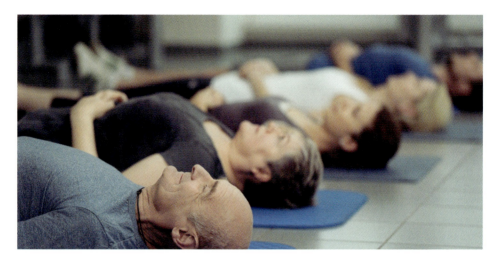

Autogenes Training

Beim Autogenen Training überlistet Ihr Geist Ihren Körper – und das geht so: Sie sagen sich selbst bestimmte Sätze vor oder hören eine entsprechende CD an.

Solche Sätze können zum Beispiel sein: »Mein linker Arm ist angenehm warm« oder »Mein rechtes Bein wird ganz schwer«. Durch diese sogenannte Autosuggestion stellen sich die Empfindungen tatsächlich ein, was entspannend wirkt. Auf die gleiche Weise können Sie beispielsweise auch Ihren Herzschlag verlangsamen oder die Atmung vertiefen.

Fantasiereisen

Gibt es einen Ort, an dem Sie sich besonders wohl fühlen, den Sie aber nicht häufig aufsuchen können? Dann begeben Sie sich in Ihren Gedanken dorthin. Stellen Sie ihn sich so detailliert wie möglich vor. Wie riecht es dort, welche Geräusche nehmen Sie wahr? Ist es warm oder kalt? Spüren Sie einen Windhauch?

Natürlich müssen Sie sich nicht selbst etwas ausdenken. Fantasiereisen gibt es auch zum Lesen oder Anhören, sodass Sie sich immer wieder an verschiedene Entspannungsorte träumen und dort Ruhe und Kraft tanken können.

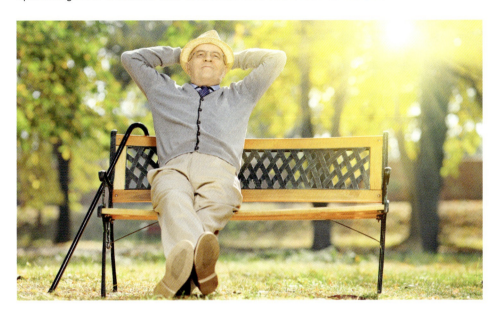

Alternative Entspannungsmethoden

Wie bereits erwähnt ist Entspannung sehr individuell. Die genannten Techniken sind die gängigsten und beliebtesten. Ein Großteil der Menschen findet zumindest mit einer davon etwas Ruhe.

Leider trifft das aber nicht auf alle zu. Ist das bei Ihnen der Fall, dann stecken Sie nicht den Kopf in den Sand. Es gibt so viele Möglichkeiten, dass bestimmt auch für Sie etwas dabei ist. Auch wenn Yoga nicht die Entspannungsmethode schlechthin ist, können Sie das Training durchaus als wohltuend empfinden. Gleiches gilt für Tai Chi und Qi Gong.

Aber auch etwas speziellere Techniken können Ihnen beim Entspannen helfen, wenn Sie sie angenehm und beruhigend finden. Wie wäre es mit einer Klangschalenmassage, der Rezitation von Mantras oder einem Spaziergang im Wald?

Schritt 3: Sport

Bei Dauerstress fluten Stresshormone unsere Blutbahn und versetzen so die Organe, Muskeln und Co. in konstante Alarmbereitschaft. Statt der Stress- hätten wir aber viel lieber Glückshormone, nicht wahr?

Zum Glück haben wir das ein Stück weit selbst in der Hand. Bei moderatem Training wird nämlich Stress ab- und dafür Glück aufgebaut.

Gerade in Stresssituationen kostet es verständlicherweise viel Überwindung, auch noch Sport zu machen. Schließlich ist man schon müde und erschöpft, hat das Gefühl, dass alles zu viel ist.

Deshalb ist es wichtig, die richtige Sportart und eine angepasste Trainingsintensität zu wählen. Folgendes gibt es zu beachten:

- Wenn Sie älter sind, länger keinen Sport gemacht und/oder Vorerkrankungen haben, sprechen Sie vor Trainingsbeginn mit Ihrem Arzt/Ihrer Ärztin darüber, welche Übungen für Sie geeignet sind.

- Wählen Sie eine Sportart, die Ihnen Spaß macht. Es gibt zahlreiche verschiedene Methoden, in Bewegung zu kommen – von Nordic Walking und Jogging über Zumba bis hin zum Schwimmen und Fahrradfahren. Vielleicht liegt Ihnen auch eher das Training mit einer Mannschaft, zum Beispiel beim Volleyball? Trauen Sie sich ruhig, einige Disziplinen auszuprobieren.

- Sollten Sie beim Sport Schmerzen haben oder unter anderen Beschwerden leiden, unterbrechen Sie das Training und lassen Sie sich vor der nächsten Einheit ärztlich beraten.

- Gerade zu Beginn kann es hilfreich sein, einen erfahrenen Trainer an der Seite zu haben, der Ihnen neue Übungen zeigt, und wie Sie diese richtig ausführen.

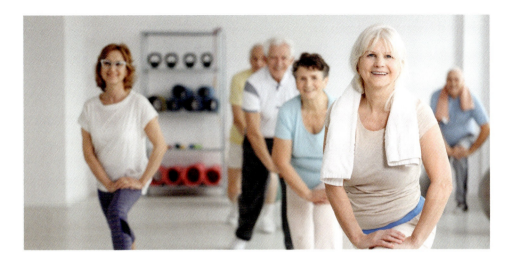

- Mit Gleichgesinnten macht Sport mehr Spaß, außerdem können Sie sich so gegenseitig motivieren. Fragen Sie jemanden aus Ihrem Freundeskreis oder der Familie, ob die Person mitmachen möchte. Finden Sie in Ihrem privaten Umfeld niemanden, können Sie sich einer Sportgruppe anschließen oder einen (Online-)Kurs belegen.

- Übertreiben Sie es nicht. Gerade AnfängerInnen überschätzen sich leicht und überfordern so ihren Körper. Das Ziel sind zwei bis drei Einheiten von mindestens einer halben Stunde pro Woche. Es spricht aber nichts dagegen, erst einmal mit einer Viertelstunde zu starten, wenn Sie eben nicht mehr schaffen.

- Sie können auch die Trainingsintensität variieren. Halten Sie keine halbe Stunde Jogging durch, wechseln Sie eben mit Walking ab.

- Da wir mehrere Wochen brauchen, um uns an neue Gewohnheiten anzupassen, fällt es gerade zu Beginn schwer, sich zum Training zu überwinden. Machen Sie es sich daher so einfach wie möglich: Legen Sie feste Trainingszeiten fest, bereiten Sie vorab alles vor, legen Sie Ihre Sportkleidung raus. So haben Ausreden keine Chance!

- Behalten Sie im Hinterkopf, dass die gesundheitsfördernde Wirkung von Sport sich auf regelmäßiges, moderates Training bezieht. (Hoch-)Leistungssport hingegen sorgt nur für noch mehr Stress.

Schritt 4: Ernährung gegen Stress

Eine gesunde und ausgewogene Ernährung stellt für unseren Organismus auch in stressigen Zeiten eine geeignete Grundlage dar. Da geht allerdings noch mehr, denn manche Lebensmittel sind nicht nur gesund, sondern regelrechte Stresskiller.

Dazu gehören zum Beispiel Nüsse, aber auch Bananen, Avocados und Haferflocken. Sie alle enthalten Vitamine und wertvolle andere Inhaltsstoffe, die wirksam gegen Stress sind.

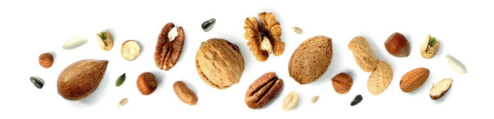

Achten Sie darauf, nicht mehr oder weniger zu essen als in entspannteren Lebensphasen. Während manche Menschen bei Stress gar keinen Appetit mehr haben, überfällt andere häufig der Heißhunger. Unter Zeitdruck neigen wir zudem dazu, Mahlzeiten ausfallen zu lassen und stattdessen zwischendurch kalorienreich und vitalstoffarm zu snacken.

Versuchen Sie nach Möglichkeit, drei feste Mahlzeiten pro Tag beizubehalten. Nehmen Sie sich dafür zumindest ein bisschen Zeit. Essen Sie am Esstisch, nicht im Stehen oder vor dem PC. Um zu vermeiden, dass Sie schon vor der nächsten Mahlzeit Hunger bekommen, achten Sie darauf, Ihren Blutzuckerspiegel konstant zu halten.

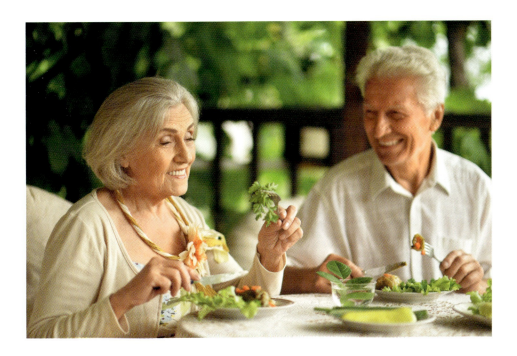

Zucker und Weißmehl werden im Verdauungstrakt schnell aufgespalten und gelangen ins Blut. Dann steigt der Blutzuckerspiegel. Als Reaktion darauf schüttet der Körper das Hormon Insulin aus. Es sorgt dafür, dass der Zucker aus dem Blut in die Zellen aufgenommen wird. Auch das geht wieder schnell, sodass der Blutzuckerspiegel rapide absinkt. Das wiederum sorgt für Heißhunger auf Zuckerhaltiges.

Wenn der Blutzucker- und der Insulinspiegel stark schwanken, erhöht sich das Risiko für zahlreiche Erkrankungen, zum Beispiel Diabetes. Außerdem nehmen wir durch diesen Teufelskreis viele »leere« Kalorien in Form von Zucker auf, dafür wenig Vitamine und Mineralstoffe. Das ist auf Dauer nicht gut für die Figur und die Nährstoffversorgung leidet auch darunter.

Schritt 5: Zögern Sie nicht, sich Hilfe zu suchen

Wenn Sie zum Beispiel bei der Arbeit, im Haushalt oder der Pflege eines Familienmitglieds dauerhaft überfordert sind und Ihren Aufgaben nicht mehr nachkommen können, ist es vollkommen okay, sich Hilfe zu suchen.

Sprechen Sie mit Ihrem Vorgesetzten darüber, dass Sie ab sofort weniger Aufgaben übernehmen möchten. Auch im privaten Umfeld ist es möglich, dass jemand Sie entlastet. Vielleicht kann auch ein externer Anbieter etwas übernehmen, zum Beispiel eine Haushaltshilfe oder ein Pflegedienst, die stundenweise ins Haus kommen.

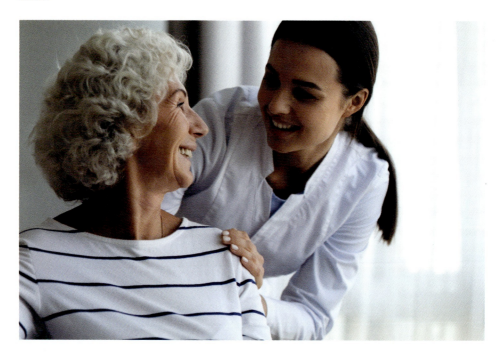

Womöglich stellen Sie auch fest, dass die hier genannten Maßnahmen nicht ausreichen, um Ihr Stresslevel auf ein erträgliches Maß zu senken. Ihr erster Ansprechpartner ist dann Ihr Hausarzt/Ihre Hausärztin. Er/sie kann Sie bei der Arbeit krankschreiben. Außerdem können Sie hier besprechen, ob womöglich eine Psychotherapie oder eine medikamentöse Behandlung für Sie infrage kommen.

Stressreduktion ist ein lebenslanger Prozess

Wenn eine besonders stressige Lebensphase hinter uns liegt, sind wir natürlich erst einmal erleichtert. Wir möchten so etwas nie wieder erleben und nehmen uns vor, das um jeden Preis zu verhindern. Doch mit der Zeit holt der Alltag selbst hochfliegende Pläne ein.

Dann werden wir unvorsichtig und legen unsere gesunden, stressreduzierenden Gewohnheiten eine nach der anderen wieder ab. Aus einer übersprungenen Meditationssitzung werden schnell zwei, drei oder sogar vier. Den Sport lassen wir zugunsten eines Serienabends auf der Couch ausfallen. Und Anti-Stress-Food brauchen wir ja jetzt auch nicht mehr.

Solange in Ihrem Leben alles rund läuft, werden Ihr Körper und Ihr Geist Ihnen das vielleicht sogar scheinbar verzeihen. »Scheinbar« ist aber hier das Stichwort, denn ein ungesunder Lebensstil stellt immer ein Gesundheitsrisiko dar. Ganz abgesehen davon kommt die nächste Stressphase ganz bestimmt. Dann wäre es gut, wenn Sie – bildlich gesprochen – Ihren Werkzeugkoffer direkt zur Hand haben und ihn nicht erst auf dem Dachboden in einer verstaubten Truhe suchen müssen.

Behalten Sie daher so viele entspannende Gewohnheiten wie möglich bei. Wenn Sie merken, dass Ihnen das schwerfällt, können Sie es mit einem sogenannten **Habit Tracker**, also einem »Gewohnheiten-Verfolger« ausprobieren.

Ein Habit Tracker ist eine gesonderte Seite in Ihrem Taschenkalender, auf der Sie nachverfolgen, wie regelmäßig Sie Ihre Anti-Stress-Gewohnheiten umsetzen. Dort schreiben Sie zum Beispiel auf, an wie vielen Tagen pro Woche oder Monat Sie meditiert haben, gesund gegessen haben oder zum Sport gegangen sind. Wenn Sie das lieber digital nachhalten wollen, können Sie eine entsprechende App auf Ihr Smartphone laden.

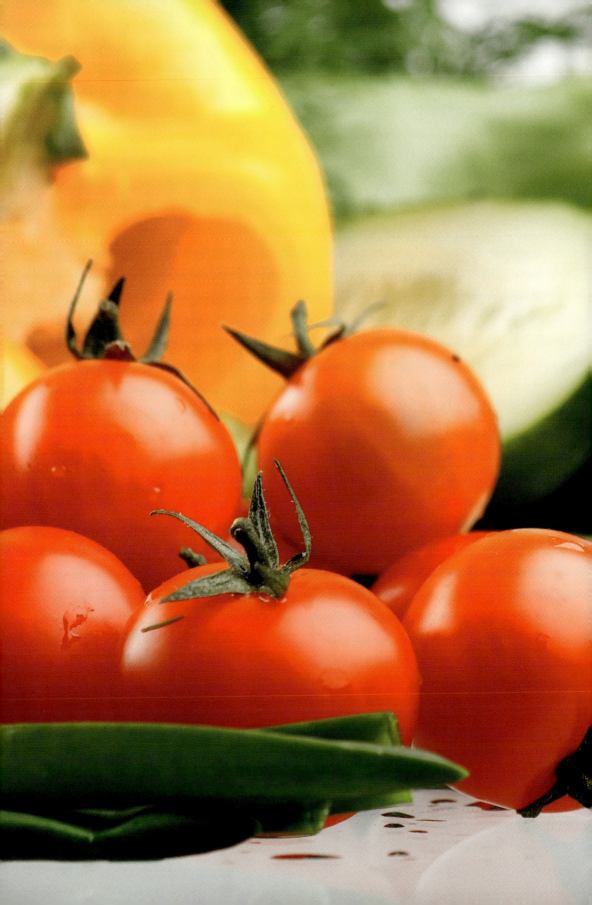

Rezepte

Schilddrüsenüberfunktion **84**

Frühstück	84	Hauptgerichte	92
Salate	88	Nachtisch	98

Schilddrüsenunterfunktion **104**

Frühstück	104	Hauptgerichte	118
Suppen	112	Fisch & Meeresfrüchte	122
Salate	116	Pesto & Öl	134

Hashimoto **138**

Frühstück	138	Hauptgerichte	148
Salate	144	Nachtisch	152

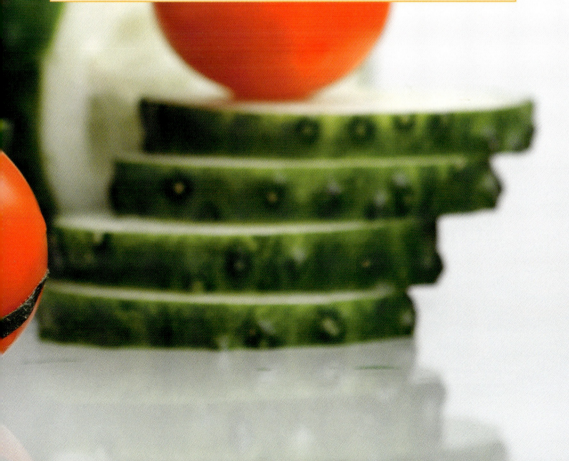

Frühstück

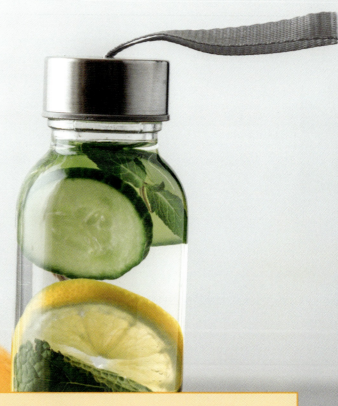

Schilddrüsenüberfunktion

Bei einer Schilddrüsenüberfunktion sind natürlich Nahrungsmittel mit geringem Jodgehalt angesagt. Früchte mit niedrigem Jodgehalt sind Aprikosen, Birnen, Mandarinen, Äpfel. Beim Fleisch sollte man eher zu Rind- und Kalbfleisch greifen. Und in puncto wenig Jod ist Weißbrot ausnahmsweise einmal vorteilhafter als dunkles Brot.

Frühstück

Zitronen-Gurken-Wasser

Für 4 Personen,
Zubereitungszeit:
5 Minuten + Ziehzeit

Zutaten
- 1 l Wasser nach Belieben (Sprudel, still etc.)
- 1 Bio-Zitrone
- ¼ Bio-Salatgurke
- 1 Zweig Minze

Zubereitung

1. Das Mineralwasser in eine Karaffe füllen. Die Zitrone heiß abwaschen, trocken reiben und in Scheiben schneiden.
2. Die Gurke waschen, trocken reiben und in Scheiben schneiden. Die Minze waschen, trocken schütteln und die Blättchen abzupfen.
3. Zitrone, Gurke und Minze in das Wasser geben und eine halbe Stunde ziehen lassen.

! **Tipp:** Zitronen-Gurken-Wasser ist eine gesunde Alternative zu Limonaden, Säften und Cola, die alle sehr viel Zucker enthalten. Gurke besteht zu 95 Prozent aus Wasser. Statt vieler Kalorien enthält sie die essentiellen Mineralstoffe Kalium, Eisen sowie Vitamin B, C und K. Zitrone liefert zusätzlich Vitamin C, welches die Eisenaufnahme fördert. Einen besonderen Kick bekommt der Drink mit frischem Ingwer – zur Stoffwechselanregung.

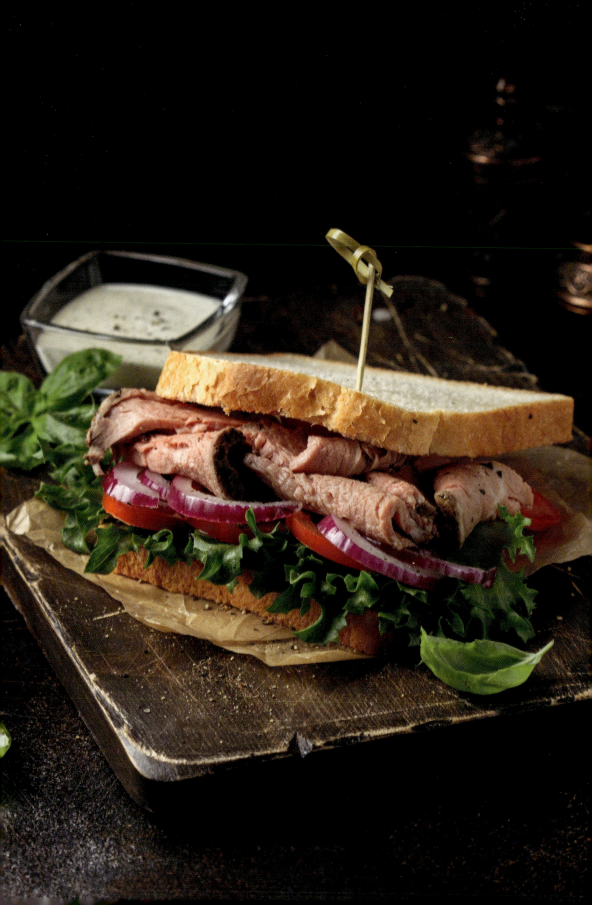

Roastbeef-Sandwich

Für 4 Personen,
Zubereitungszeit:
10 Minuten

Zutaten
- 100 g Salatgurke
- 1 rote Zwiebel
- 1 Fleischtomate
- ¼ Bund Basilikum
- 4 Blätter Kopfsalat
- 2 EL Salatmayonnaise (zuckerfrei)
- 2 EL Crème fraîche
- 1 TL mittelscharfer Senf
- Salz, Pfeffer
- 8 Scheiben Toast
- 12 Scheiben Roastbeef-Aufschnitt (à 20 g)

Zubereitung

1. Die Gurke und die Zwiebel schälen und in dünne Scheiben schneiden. Die Tomate waschen und in Scheiben schneiden, dabei den Stielansatz entfernen. Das Basilikum waschen, trocken schütteln und die Blättchen abzupfen. Die Salatblätter waschen und trocken tupfen.
2. Salatmayonnaise, Crème fraîche und Senf verrühren. Mit Salz und Pfeffer abschmecken. Die Brotscheiben mit der Mayo-Senf-Creme bestreichen und dann jeweils 4 Scheiben mit einem Salatblatt, Tomate, Gurke, Zwiebel und Basilikum belegen. Jeweils 3 Scheiben Roastbeef darauflegen und mit den übrigen Brotscheiben abdecken.

Nährwerte pro Portion
290 kcal, 19,5 g Eiweiß, 8,5 g Fett, 32 g Kohlenhydrate, 4,3 µg Jod

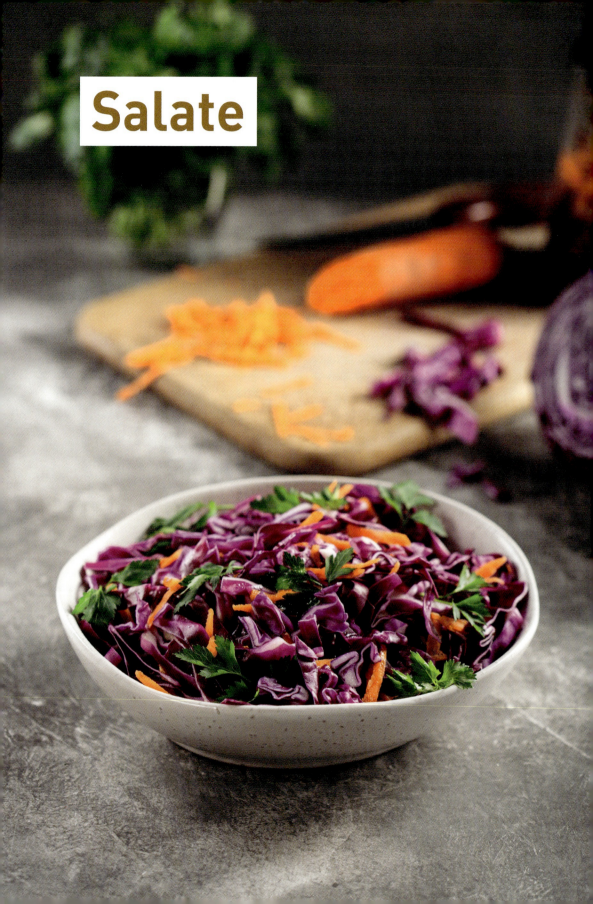
Salate

Rotkohl-Möhren-Salat

Für 4 Personen,
Zubereitungszeit:
15 Minuten

Zutaten

Für den Salat
- 1/2 Kopf Rotkohl (750 g)
- 2 Möhren
- 1 Gemüsezwiebel
- 1 Apfel

Für das Dressing
- 3 EL Apfelessig
- 3 EL Aceto balsamico
- 2 EL Honig
- Salz, Pfeffer
- 2 EL Senf
- 4 EL Olivenöl
- 1 Knoblauchzehe
- 1 Stück Ingwer (1–2 cm)
- ½ Bund Petersilie
- 10 g Sesamsamen

Zubereitung

1. Den Rotkohl putzen und in feine Streifen hobeln. Die Möhren schälen und grob raspeln. Die Zwiebel schälen und in feine Würfel schneiden. Den Apfel schälen, vierteln und entkernen. Die Apfelviertel grob raspeln. Alles in einer Schüssel mischen.
2. Für das Dressing Apfelessig, Aceto balsamico, Honig, Salz, Pfeffer, Senf und Olivenöl verrühren. Knoblauch und Ingwer schälen, fein hacken und unter das Dressing rühren. Dressing über den Salat geben, alles gut vermischen und abschmecken.
3. Die Petersilie waschen, trocken schütteln und die Blättchen abzupfen. Die Petersilie und die Sesamsamen über den Salat streuen und servieren.

Nährwerte pro Portion
232 kcal, 4,1 g Eiweiß, 11,8 g Fett, 23,2 g Kohlenhydrate, 0,8 µg Jod

Tomaten-Melonen-Salat

Für 4 Personen,
Zubereitungszeit:
20 Minuten

Zutaten
Für den Salat
- 1 TL Pinienkerne
- 1 kg Wassermelone
- 300 g Fleischtomaten
- ½–1 grüne Chilischote

Für das Dressing
- 2 EL Zitronensaft
- Salz, Pfeffer
- 5 EL Sesamöl
- ½ Bund Basilikum

Zubereitung

1. Die Pinienkerne in einer beschichteten Pfanne ohne Fett goldbraun rösten. Herausnehmen und beiseitelegen.
2. Die Melone in Spalten schneiden. Das Fruchtfleisch von der Schale trennen und in Würfel schneiden. Die Tomaten waschen und in Spalten schneiden, dabei die Stielansätze herausschneiden. Die Chilis waschen, Stielansätze entfernen und in Ringe schneiden. Melone, Tomate und Chili in einer Schüssel mischen.
3. Für das Dressing Zitronensaft, Salz, Pfeffer und Sesamöl verrühren. Über den Salat geben und gut vermischen. Das Basilikum waschen, trocken tupfen und die Blättchen abzupfen. Basilikum zusammen mit den Pinienkernen über den Salat streuen und servieren.

Nährwerte pro Portion
194 kcal, 2,4 g Eiweiß, 14,3 g Fett, 12,8 g Kohlenhydrate, 2,3 µg Jod

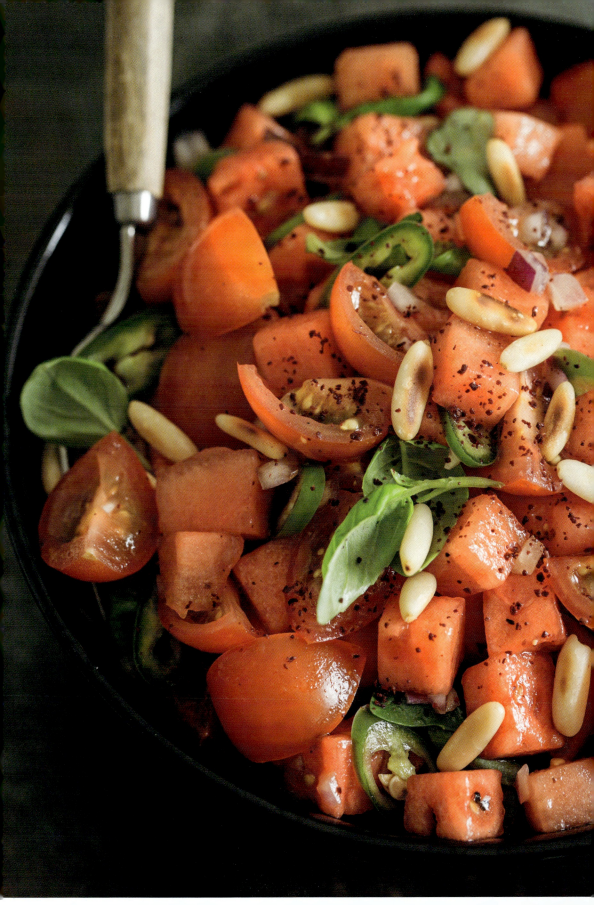

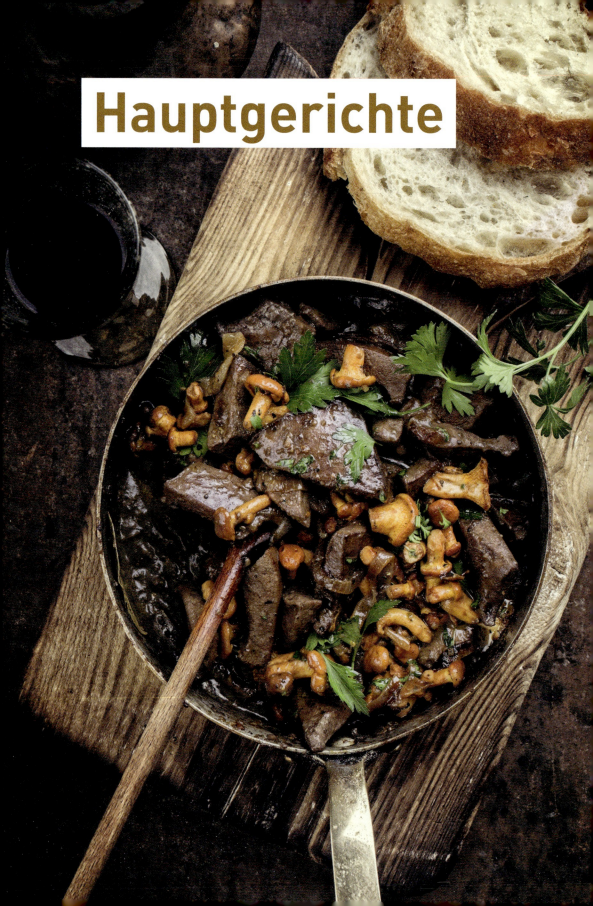

Hauptgerichte

Hauptgerichte

Kalbsleberpfanne

**Für 2 Personen,
Zubereitungszeit:
40 Minuten**

Zutaten
- 400 g Kalbsleber
- 100 ml Milch
- 1 große Zwiebel
- 180 g Pfifferlinge
- 1 Frühlingszwiebel
- 1 roter Apfel
- ¼ Bund Petersilie
- 1 EL Rapsöl
- Salz, Pfeffer
- 180 ml Kalbsfond
- Vanillesalz nach Belieben
- 4 Scheiben Weißbrot

Zubereitung

1. Die Kalbsleber waschen, trocken tupfen und von eventuell vorhandenen Häuten befreien. Die Leber in eine Schüssel legen, die Milch darübergießen und etwa 30 Minuten stehen lassen.
2. Die Zwiebel schälen und in feine Würfel schneiden. Die Pfifferlinge kurz abwaschen, abtropfen lassen und putzen. Die Frühlingszwiebel putzen, waschen und in Ringe schneiden. Den Apfel schälen, vierteln und entkernen. Die Apfelviertel grob raspeln. Die Petersilie waschen, trocken schütteln und die Blättchen abzupfen.
3. Die Leber aus der Milch nehmen, trocken tupfen und in kleine Stücke schneiden. Das Öl erhitzen und die Leber darin 2 Minuten braten. Mit Salz und Pfeffer würzen. Herausnehmen.
4. Die Pfifferlinge in das Bratfett geben und 3 Minuten braten. Zwiebel, Frühlingszwiebel und Apfel dazugeben und weitere 2 Minuten braten. Mit dem Kalbsfond ablöschen, die Leber wieder dazugeben und nochmal erhitzen. Das Ganze mit Vanillesalz abschmecken. Die Petersilienblättchen darüber streuen und mit Weißbrot servieren.

Nährwerte pro Portion
488 kcal, 40 g Eiweiß, 10,6 g Fett, 53,5 g Kohlenhydrate, 22,7 µg Jod

Rindfleisch-Brokkoli-Wok

**Für 4 Personen,
Zubereitungszeit:
20 Minuten**

Zutaten
- 200 g Basmatireis
- Salz
- 500 g Rindfleisch (Roastbeef)
- 700 g Brokkoli
- 1 Gemüsezwiebel
- 1 Frühlingszwiebel
- 3 Knoblauchzehen
- 1 Stück Ingwer (ca. 3 cm)
- 1 grüne Chilischote
- 2 EL Sesamöl
- 1 EL Kokosöl
- ¼ l Brühe
- 2 EL Sojasauce
- Pfeffer
- 20 g Sesamsamen

Zubereitung

1. Den Basmatireis in gesalzenem Wasser nach Packungsanweisung garen.
2. Das Rindfleisch waschen, trocken tupfen und in Streifen schneiden. Den Brokkoli putzen, waschen und in kleine Röschen teilen. Die Gemüsezwiebel schälen und in feine Würfel schneiden. Die Frühlingszwiebel putzen, waschen und in feine Ringe schneiden.
3. Den Knoblauch und den Ingwer schälen und fein würfeln. Die Chili halbieren, Stielansatz und Kerne entfernen, waschen und fein hacken. Das Sesamöl und das Kokosöl in einem Wok erhitzen und das Fleisch darin 2 Minuten kräftig anbraten. Herausnehmen.
4. Broccoli, Zwiebel, Knoblauch, Chili und Frühlingszwiebel ins Bratfett geben und anbraten. Mit Salz und Pfeffer würzen. Die Brühe und die Sojasauce dazugießen und das Gemüse etwa 5 Minuten garen lassen. Das Fleisch untermischen und nochmal erhitzen. Abschmecken. Mit Sesamsamen bestreut und dem Reis als Beilage servieren.

Nährwerte pro Portion
520 kcal, 39,5 g Eiweiß, 17,8 g Fett, 46,5 g Kohlenhydrate, 23 µg Jod

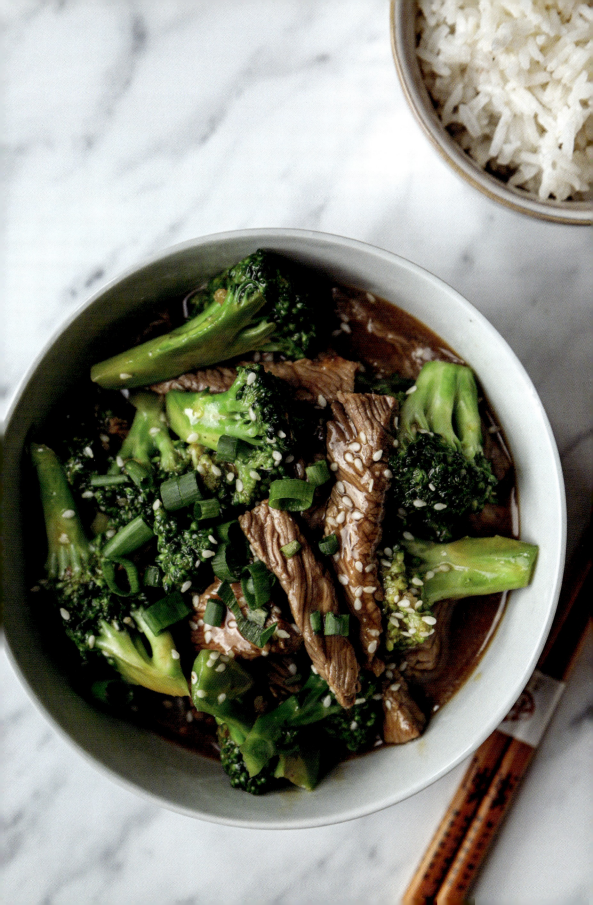

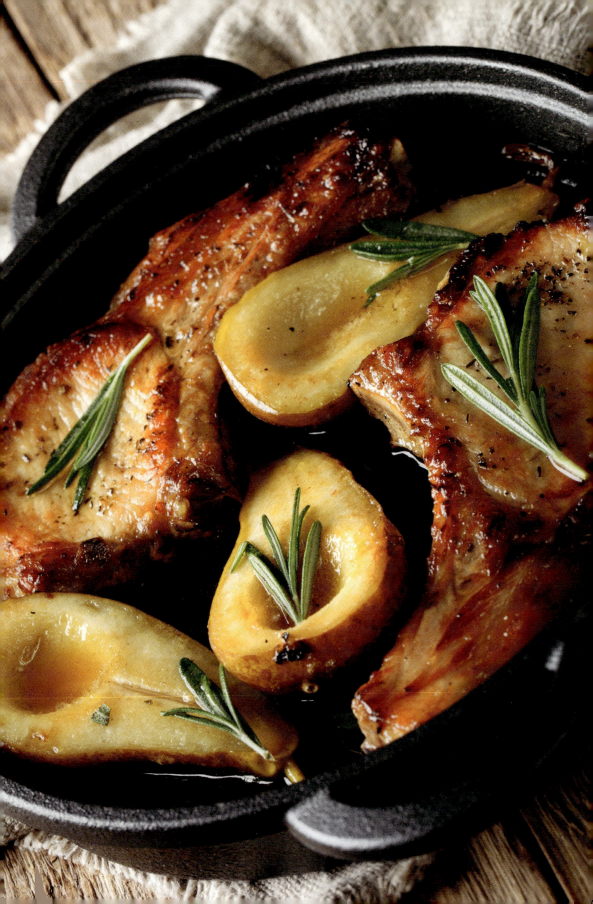

Kalbskotelett mit Bratbirne

Für 2 Personen,
Zubereitungszeit:
25 Minuten

Zutaten
- 2 Kalbskoteletts (à ca. 200 g)
- Salz, Pfeffer
- 1 Zweig Rosmarin
- 1 Knoblauchzehe
- 2 Birnen
- 1 EL Rapsöl

Zubereitung

1. Die Kalbskoteletts waschen, trocken tupfen und den eventuell vorhandenen Fettrand mehrmals einschneiden. Die Koteletts mit Salz und Pfeffer würzen.
2. Den Rosmarin waschen, trocken tupfen und die Nadeln abzupfen. Die Knoblauchzehe schälen. Die Birnen waschen, halbieren und das Kerngehäuse mit einem Kugelausstecher herauslösen.
3. Das Öl in einer Pfanne erhitzen und die Koteletts darin etwa 12 Minuten braten. Die Birnen nach ca. 6 Minuten dazugeben und mitbraten. Zum Schluss den Rosmarin und die Knoblauchzehe dazugeben und kurz mitbraten.

Nährwerte pro Portion
361 kcal, 31,3 g Eiweiß, 18 g Fett, 17,7 g Kohlenhydrate, 1,3 µg Jod

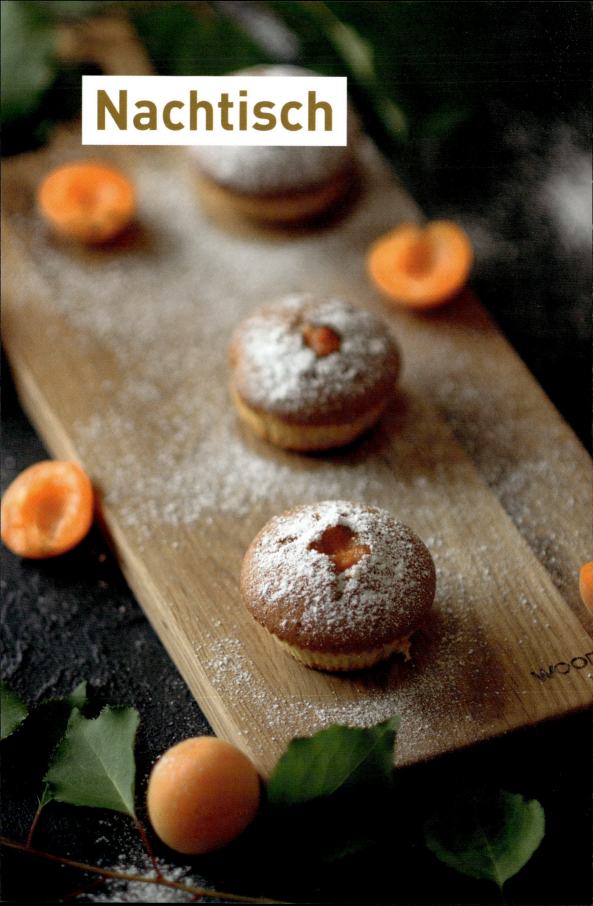
Nachtisch

Aprikosen-Muffins

**Für 12 Muffins,
Zubereitungszeit:
35 Minuten**

Zutaten
- 150 g Dinkelvollkornmehl
- 150 g Dinkelmehl (Typ 630)
- 2 geh. TL Backpulver
- 1 Bio-Zitrone
- 130 g Aprikosenmark (zuckerfrei)
- 125 ml Hafermilch
- 5 EL Rapsöl
- 50 ml Reissirup
- 12 Aprikosenhälften (frisch oder Dose/Glas, zuckerfrei)

Zubereitung

1. Den Backofen auf 180 °C Umluft vorheizen. Die Dinkelmehle und das Backpulver in einer Schüssel mischen. Die Zitrone heiß abspülen, trocken reiben und die Schale mit einer Küchenreibe ganz fein abreiben. Den Saft einer halben Zitrone auspressen. Zitronenschale und Zitronensaft in die Mehlmischung geben.
2. Aprikosenmark, Hafermilch, Öl und Reissirup dazugeben und alles zu einem Teig verrühren.
3. Die Mulden eines Muffinblechs mit Papierförmchen auslegen oder einfetten. Den Teig mit einem Esslöffel auf die Mulden verteilen (nicht ganz bis oben füllen!). Etwas glatt streichen. Jeweils eine halbe Aprikose mit Wölbung nach oben darauflegen und gut eindrücken.
4. Die Muffins auf mittlerer Schiene etwa 20 Minuten backen. Sie sind fertig, wenn beim Hineinstecken eines Holzstäbchens kein Teig mehr kleben bleibt.

Nährwerte pro Portion
159 kcal, 3,5 g Eiweiß, 5 g Fett, 23,7 g Kohlenhydrate, 0,3 µg Jod

Nachtisch

Obstsalat

**Für 1 Person,
Zubereitungszeit:
10 Minuten**

Zutaten
- ½ Birne
- 1 Mandarine
- 50 g rote Trauben
- 50 g Ananasfruchtfleisch
- 1 EL Zitronensaft
- 1 EL Orangensaft
- 1 Zweig Minze

Zubereitung

1. Die Birne waschen, entkernen und in Spalten schneiden. Die Mandarine schälen und in ihre Segmente teilen. Die Weintrauben waschen. Das Ananasfruchtfleisch in Stücke schneiden.

2. Das Obst mischen. Zitronensaft und Orangensaft verrühren und über das Obst träufeln. Die Minze waschen, trocken tupfen und die Blättchen abzupfen. Den Salat damit anrichten.

Nährwerte pro Portion
160 kcal, 2 g Eiweiß, 1 g Fett, 32 g Kohlenhydrate, 2,1 µg Jod

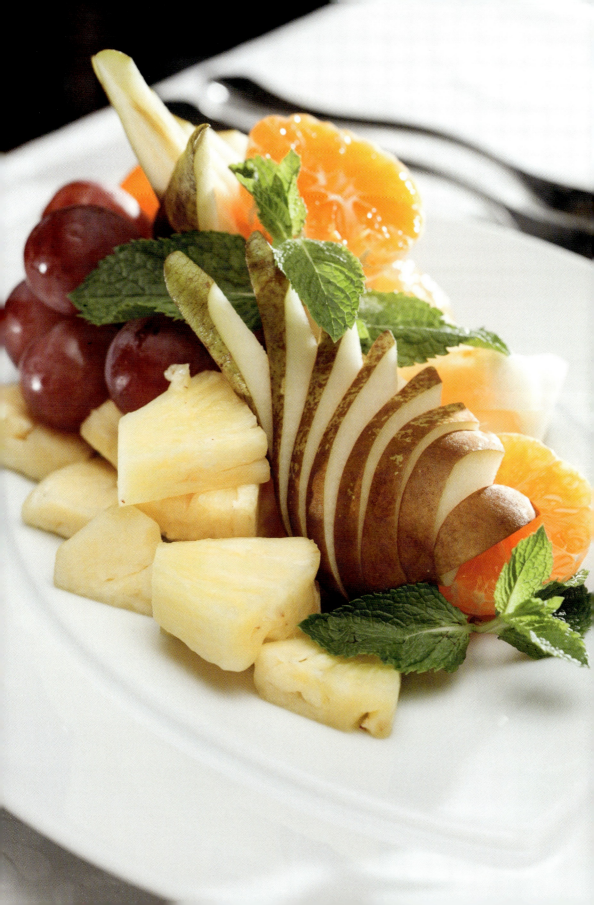

Nachtisch

Bratapfel bayrische Art

**Für 4 Personen,
Zubereitungszeit:
50 Minuten + Einweichzeit über Nacht**

Zutaten
- 50 g Rosinen
- 150 ml Orangensaft
- 4 rote, säuerliche Äpfel (z.B. Boskoop, à ca. 200 g)
- 50 g weiche Butter
- 50 g gehackte Mandeln
- 3 EL Xylit
- ½ TL gemahlener Zimt
- 1 EL Zitronensaft

Zubereitung

1. Die Rosinen im Orangensaft über Nacht einweichen.
2. Den Backofen auf 200 °C Ober- und Unterhitze vorheizen. Die Äpfel waschen, jeweils das obere Drittel abschneiden und mit einem Ausstecher das Kerngehäuse entfernen. Butter, Rosinen, Mandeln, Xylit, Zimt, Zitronensaft verrühren und die Äpfel damit füllen.
3. Die Äpfel in eine gefettete Auflaufform setzen und jeweils den Deckel auflegen. Etwa 40 Minuten auf mittlerer Schiene backen.

Tipp: Statt Mandeln können auch Haselnüsse oder Walnüsse verwendet werden.

Nährwerte pro Portion
347 kcal, 4,3 g Eiweiß, 17,3 g Fett, 39 g Kohlenhydrate, 3 µg Jod

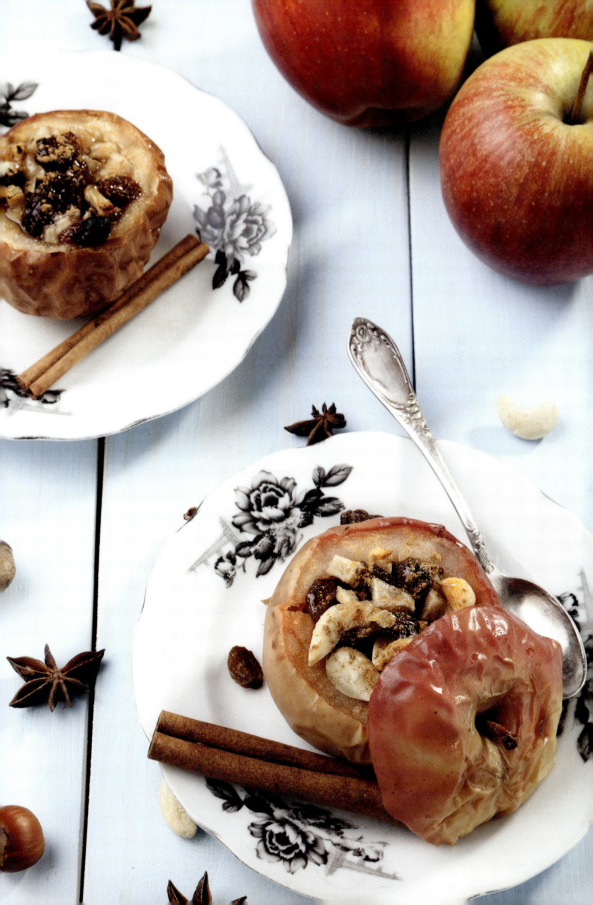

Frühstück

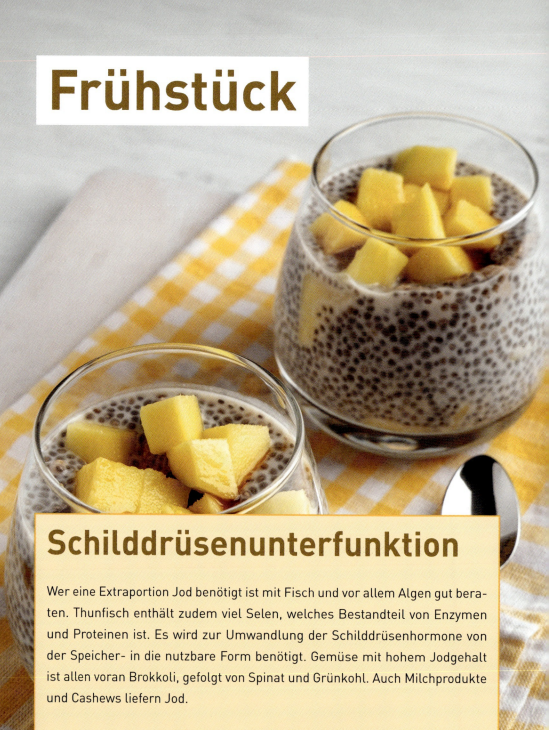

Schilddrüsenunterfunktion

Wer eine Extraportion Jod benötigt ist mit Fisch und vor allem Algen gut beraten. Thunfisch enthält zudem viel Selen, welches Bestandteil von Enzymen und Proteinen ist. Es wird zur Umwandlung der Schilddrüsenhormone von der Speicher- in die nutzbare Form benötigt. Gemüse mit hohem Jodgehalt ist allen voran Brokkoli, gefolgt von Spinat und Grünkohl. Auch Milchprodukte und Cashews liefern Jod.

Zur Selenversorgung eignen sich Thunfisch, Hering und (Stein-)Pilze sehr gut, ebenso Kohl, Zwiebeln und Linsen. Auch ein hoher Eisengehalt bringt hier Vorteile. Den weisen z.B. Petersilie und Thymian sowie Haferflocken, Sesam, Ei und Linsen auf.

Chia-Pudding mit Mango

Für 2 Personen,
Zubereitungszeit:
15 Minuten

Zutaten
- 200 ml Hafermilch
- 40 g Chiasamen
- 1 Spritzer Zitronensaft
- 1 EL Leinöl
- 1 Mango

Zubereitung

1. Die Hafermilch in einem Topf aufkochen und vom Herd nehmen. Die Chiasamen hineingeben und 10 Minuten ausquellen lassen. Zitronensaft und Leinöl unterrühren. Auskühlen lassen.

2. Die Mango schälen, das Fruchtfleisch vom Kern schneiden und würfeln. Zum Servieren den Chiapudding auf 2 Gläser verteilen und die Mangowürfel darauf verteilen.

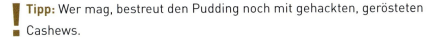
Tipp: Wer mag, bestreut den Pudding noch mit gehackten, gerösteten Cashews.

Nährwerte pro Portion
287 kcal, 4,9 g Eiweiß, 14 g Fett, 29,9 g Kohlenhydrate, 2,8 µg Jod

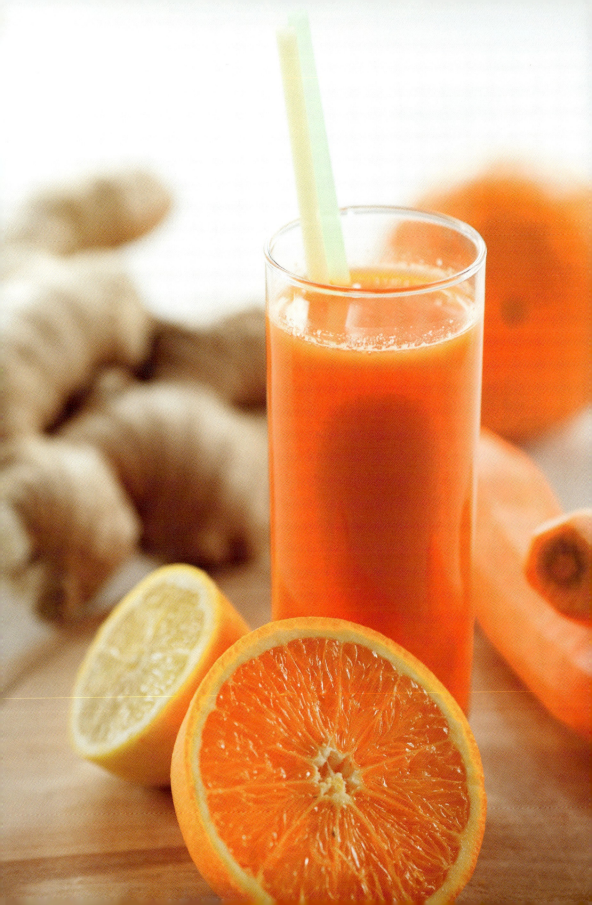

Orangen-Möhren-Smoothie

Für 2 Personen,
Zubereitungszeit:
8 Minuten

Zutaten
- 1 Orange
- 1 Mango
- 1 Möhre
- 1 Stück Ingwer (ca. 3 cm)
- ca. 200 ml Wasser
- 1 TL Leinöl
- 1 TL Weizenkeimöl

Zubereitung

1. Die Orange halbieren und den Saft auspressen. Die Mango schälen, das Fruchtfleisch vom Kern schneiden und würfeln. Die Möhre schälen und in Stücke schneiden. Den Ingwer schälen und klein schneiden.

2. Orangensaft, Mango, Möhre, Ingwer und Wasser in einen Mixer geben und fein pürieren. Die Öle unterrühren. Den Smoothie in Gläser füllen und servieren.

Nährwerte pro Portion
195 kcal, 1,8 g Eiweiß, 6 g Fett, 29,5 g Kohlenhydrate, 4,9 µg Jod

Spinat-Ananas-Smoothie

Für 2 Personen,
Zubereitungszeit:
8 Minuten

Zutaten
- 300 Blattspinat
- ½ Ananas
- ca. 200 ml Wasser
- 1 TL Leinöl

Zubereitung

1. Den Spinat verlesen, putzen, waschen und in einen hohen Rührbecher oder Standmixer geben. Von der Ananas den harten Strunk entfernen und die Frucht in Spalten schneiden. Die Schale abschneiden und das Fruchtfleisch würfeln.

2. Ananas, Wasser und Leinöl zu dem Spinat geben und alles mit dem Stab- oder Standmixer fein pürieren. Sollte der Drink zu dickflüssig sein, einfach noch etwas Wasser unterrühren. Den Drink in 2 Gläser füllen und genießen.

Nährwerte pro Portion
134 kcal, 4,8 g Eiweiß, 3,2 g Fett, 17,7 g Kohlenhydrate, 17,4 µg Jod

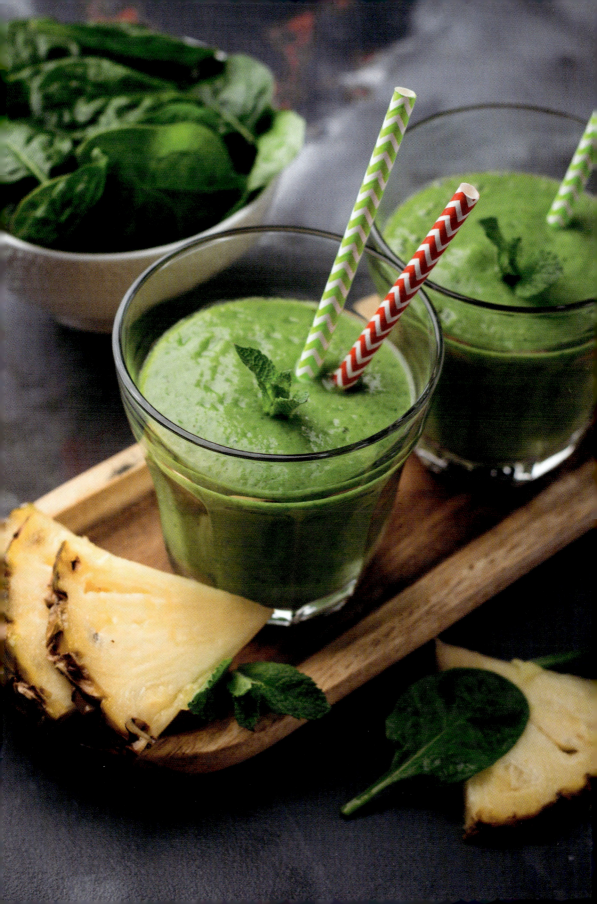

Overnight Oats

Für 1 Person,
Zubereitungszeit:
10 Minuten +
Ziehzeit über Nacht

Zutaten
- 2 EL Haferflocken
- 2 EL Dinkelflocken
- 1 EL Chiasamen
- 2 EL geschroteter Leinsamen
- ca. 150 ml Milch (3,5 % Fett) oder Pflanzenmilch
- 1 TL Kakao (ohne Zucker, schwach entölt)
- 1 EL Leinöl
- 1 Prise Pfeffer
- ½ Banane
- 1 TL Honig

Zubereitung

1. Hafer- und Dinkelflocken, Chiasamen und Leinsamen in eine Schüssel geben. Die Milch darübergießen und abgedeckt über Nacht in den Kühlschrank stellen.

2. Am nächsten Tag Kakao und Leinöl unter den Brei rühren und mit etwas Pfeffer bestreuen. Die Banane schälen, in Scheiben schneiden und auf dem Getreidebrei verteilen. Mit Honig beträufelt servieren.

Nährwerte pro Portion
569 kcal, 18,7 g Eiweiß, 28,6 g Fett, 52,2 g Kohlenhydrate, 19,3 µg Jod

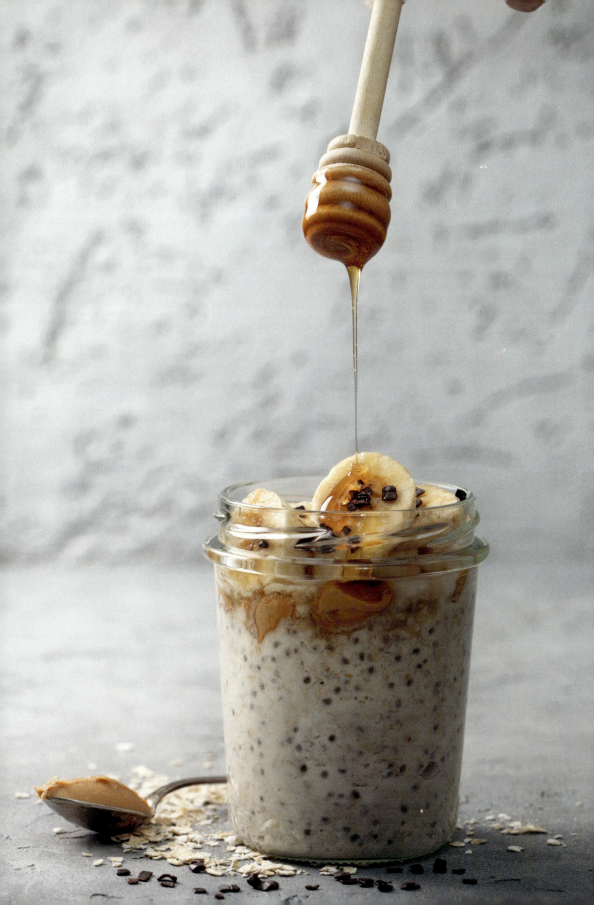

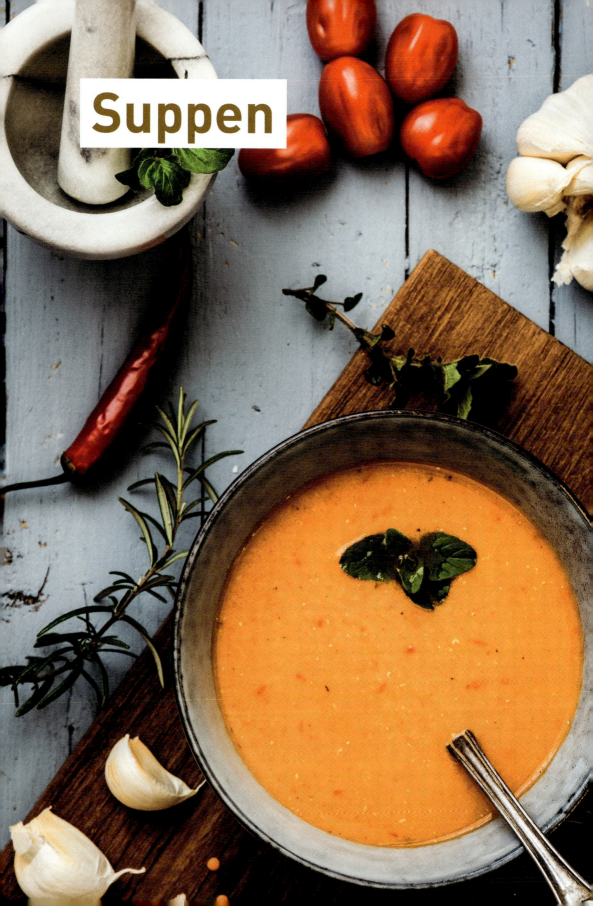

Suppen

Linsen-Orangen-Suppe

Für 4 Personen,
Zubereitungszeit:
25 Minuten

Zutaten
- 50 g rote Linsen
- 100 g Möhren
- 100 g Kirschtomaten
- 1 gelbe Chilischote
- 1 Zweig Rosmarin
- 2 Zwiebeln
- 1 Knoblauchzehe
- 1 EL Rapsöl
- 500 ml Hühnerbrühe
- 150 ml Orangensaft
- Salz, Pfeffer
- ¼ Bund Minze

Zubereitung

1. Die Linsen waschen und abtropfen lassen. Die Möhren putzen, schälen und in Scheiben schneiden. Die Tomaten waschen und in Stücke schneiden. Die Chilischote halbieren, Stielansatz und evtl. Kerne entfernen, die Hälften waschen und fein schneiden. Den Rosmarin waschen, trocken tupfen und die Nadeln abzupfen.
2. Die Zwiebeln und den Knoblauch schälen, fein würfeln und in einem Topf im heißen Öl andünsten. Möhren, Tomaten, Chili, Rosmarin und Linsen dazugeben und andünsten. Mit Brühe und Orangensaft ablöschen und etwa 15 Minuten köcheln lassen.
3. Die Suppe mit einem Stabmixer fein pürieren und mit Salz und Pfeffer abschmecken. Die Minze waschen, trocken schütteln, die Blättchen abzupfen und die Suppe damit angerichtet servieren.

Nährwerte pro Portion
130 kcal, 4,7 g Eiweiß, 5,4 g Fett, 14,1 g Kohlenhydrate, 2,8 µg Jod

Brokkoli-Kartoffel-Suppe

**Für 2 Personen,
Zubereitungszeit:
25 Minuten**

Zutaten

- 200 g Kartoffeln (festkochend)
- 200 g Brokkoli
- 2 Frühlingszwiebeln
- 2 EL Olivenöl
- 400 ml Gemüsebrühe
- Salz, Pfeffer
- 2 EL Weißweinessig
- 2 Scheiben Baguette

Zubereitung

1. Die Kartoffeln schälen, waschen und in Würfel schneiden. Den Brokkoli putzen, waschen und in Röschen teilen. Die Frühlingszwiebeln putzen, waschen und in Ringe schneiden.
2. Das Öl in einem Topf erhitzen. Brokkoli, Kartoffeln und Frühlingszwiebeln darin andünsten. Mit Salz und Pfeffer würzen. Mit der Brühe ablöschen und alles in etwa 15 Minuten weich kochen.
3. Die Baguettescheiben im Toaster rösten und danach in kleine Stücke schneiden. Die Suppe mit dem Stabmixer fein pürieren. Mit Salz, Pfeffer und Essig abschmecken. Mit den Croûtons anrichten.

Nährwerte pro Portion
301 kcal, 7,2 g Eiweiß, 14,3 g Fett, 32,4 g Kohlenhydrate, 16,6 µg Jod

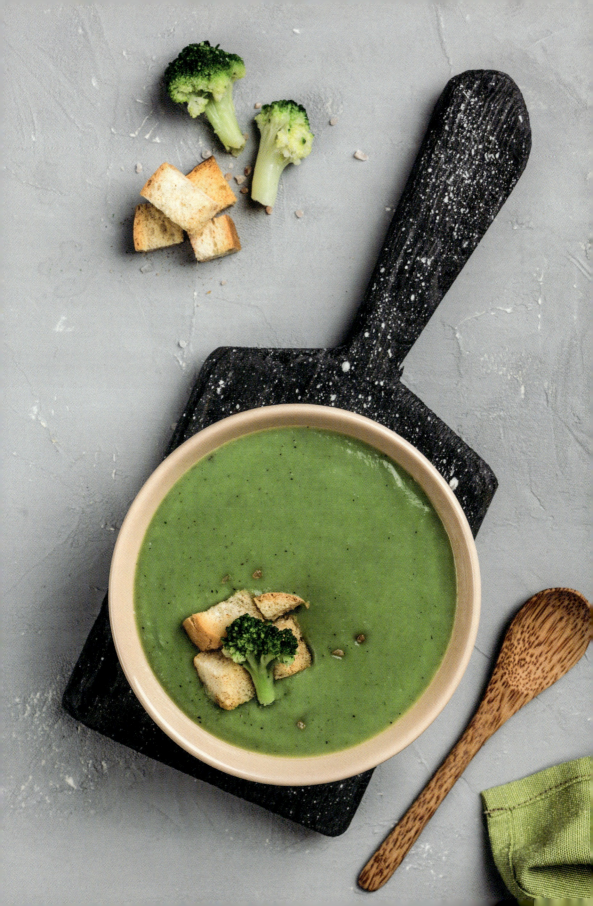

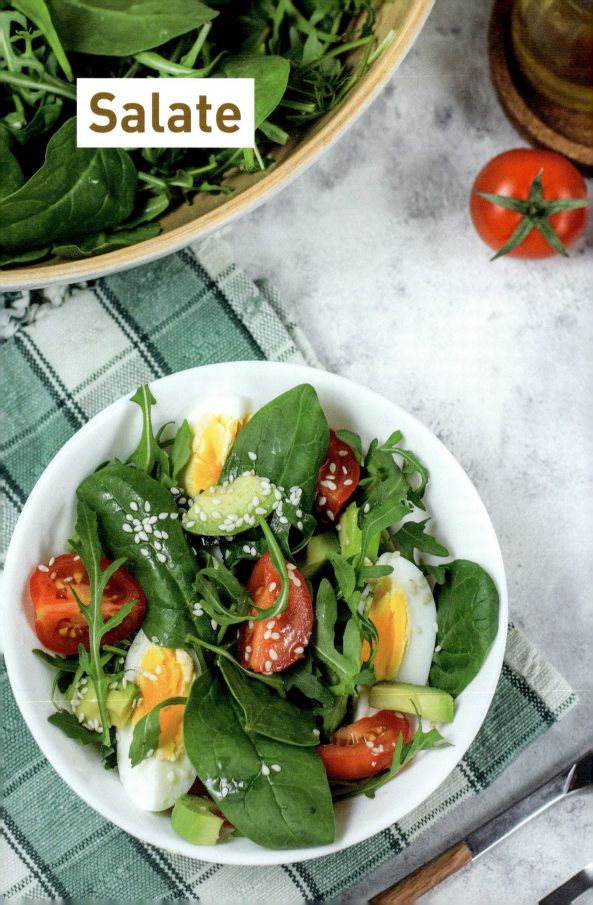

Salate

Spinatsalat mit Eiern und Avocado

Für 2 Personen,
Zubereitungszeit:
15 Minuten

Zutaten

Für den Salat
- 2 Eier (Größe M)
- 100 g junger Spinat
- 1 Bund Rucola
- 1 Avocado
- 100 g Kirschtomaten
- 1 kleine Schalotte
- 1 kleine Knoblauchzehe

Für das Dressing
- 2 EL Aceto balsamico (bianco)
- 3 EL Gemüsebrühe
- ¼ TL Senf
- Salz, Pfeffer
- 1 Prise Zucker
- 1 TL Honig
- 1 TL Walnussöl
- 2 EL Olivenöl
- 10 g Sesamsamen

Zubereitung

1. Die Eier in 8 Minuten wachsweich kochen. Den Spinat und den Rucola verlesen, putzen, waschen und trocken schleudern. Die Avocado halbieren, den Kern entfernen und die Hälften schälen. Das Fruchtfleisch in kleine Stücke schneiden.
2. Die Eier pellen und in Viertel schneiden. Die Tomaten waschen, vierteln, dabei die Stielansätze herausschneiden. Spinat, Rucola, Avocado und Tomaten in eine Schüssel geben und mischen. Die Schalotte und die Knoblauchzehe schälen und fein hacken.
3. Für das Dressing Aceto balsamico, Brühe, Senf, Salz, Pfeffer, Zucker, Honig und Öle verrühren. Das Dressing über den Salat geben und gut vermischen. Die Eier darauf anrichten und mit dem Sesam bestreut servieren.

Nährwerte pro Portion
279 kcal, 10,7 g Eiweiß, 20,9 g Fett, 10,1 g Kohlenhydrate, 13,2 µg Jod

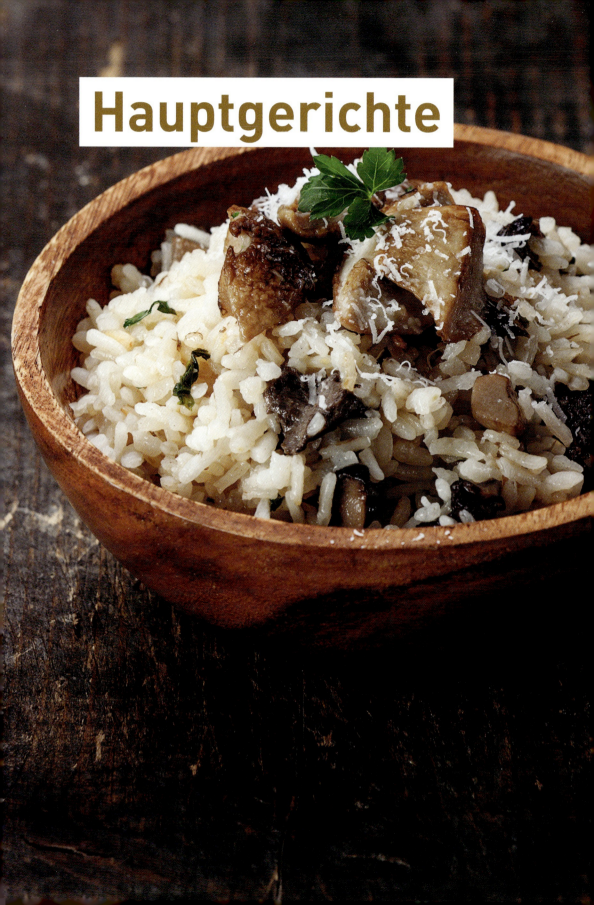

Hauptgerichte

Steinpilz-Risotto

Für 2 Personen,
Zubereitungszeit:
35 Minuten

Zutaten
- 15 g getrocknete Steinpilze
- 1 l Gemüsebrühe
- 200 g frische Pilze (z.B. Pfifferlinge, Kräuterseitlinge, Champignons)
- 2 Schalotten
- 1 große Knoblauchzehe
- 1 TL Rapsöl
- Salz, Pfeffer
- 250 g Risottoreis
- ¼ Bund Petersilie
- 1 Spritzer Zitronensaft
- 30 g geriebener Parmesan

Zubereitung

1. Die Steinpilze in 100 ml Brühe einweichen. Die Pilze putzen, trocken abreiben und je nach Größe halbieren, in Scheiben schneiden oder ganz lassen. Die Schalotten und den Knoblauch schälen und in kleine Würfel schneiden.
2. Das Öl in einem Topf erhitzen. Schalotten und Knoblauch darin andünsten. Die frischen Pilze dazugeben und kurz mitbraten. Mit Salz und Pfeffer würzen. Den Reis hinzufügen und andünsten. Die Brühe nach und nach dazugießen und unter ständigem Rühren einkochen lassen. Dabei immer so viel Flüssigkeit nachgießen, bis der Reis bedeckt ist. Zwischendurch die eingeweichten Steinpilze mit der Flüssigkeit dazugeben und mitgaren.
3. Die Petersilie waschen, trocken schütteln, die Blättchen abzupfen und hacken. Den Reis mit Zitronensaft, Salz und Pfeffer abschmecken. Die Petersilie und den Parmesan darüberstreuen und servieren.

Nährwerte pro Portion
675 kcal, 20,9 g Eiweiß, 17,6 g Fett, 102 g Kohlenhydrate, 35,7 µg Jod

Hauptgerichte

Spitzkohl-Auflauf

**Für 4 Personen,
Zubereitungszeit:
50 Minuten**

Zutaten
- ½ Kopf Spitzkohl (750 g)
- Salz
- 2 Zwiebeln
- 2 Knoblauchzehen
- 400 g Rinderhack
- 2 EL Rapsöl
- Pfeffer
- Tabasco nach Belieben
- 3 Eier (Größe L)
- 3 EL Kräuterfrischkäse (bis max. 15 % Fett)
- 150 ml Kochsahne (15 % Fett)
- 1 EL frische oder tiefgefrorene Gartenkräuter
- 150 g Feta

Außerdem:
- 1 Auflaufform (ca. 26 cm ø)

Zubereitung

1. Den Backofen auf 200 °C Ober- und Unterhitze vorheizen. Vom Spitzkohl die äußeren Blätter entfernen und den Strunk herausschneiden. Die Blätter vorsichtig ablösen und in gesalzenem Wasser 2 Minuten vorgaren. Herausnehmen, abtropfen lassen und kalt abschrecken.
2. Die Zwiebeln und den Knoblauch schälen und fein würfeln. Das Rinderhack im heißen Öl krümelig anbraten. Zwiebeln und Knoblauch dazugeben und kurz mitbraten. Mit Salz, Pfeffer und nach Wunsch mit Tabasco abschmecken.
3. Eine gefettete Auflaufform mit Spitzkohlblättern auslegen, das Hackfleisch darübergeben. Mit den restlichen Spitzkohlblättern abdecken.
4. Eier, Frischkäse, Kochsahne und Kräuter verrühren. Kräftig mit Salz und Pfeffer abschmecken. Den Guss über den Auflauf gießen. Den Feta zerbröckeln, darüber verteilen und den Auflauf im Backofen etwa 35 Minuten überbacken.

Nährwerte pro Portion
563 kcal, 40,3 g Eiweiß, 39,3 g Fett, 9,6 g Kohlenhydrate, 50,8 µg Jod

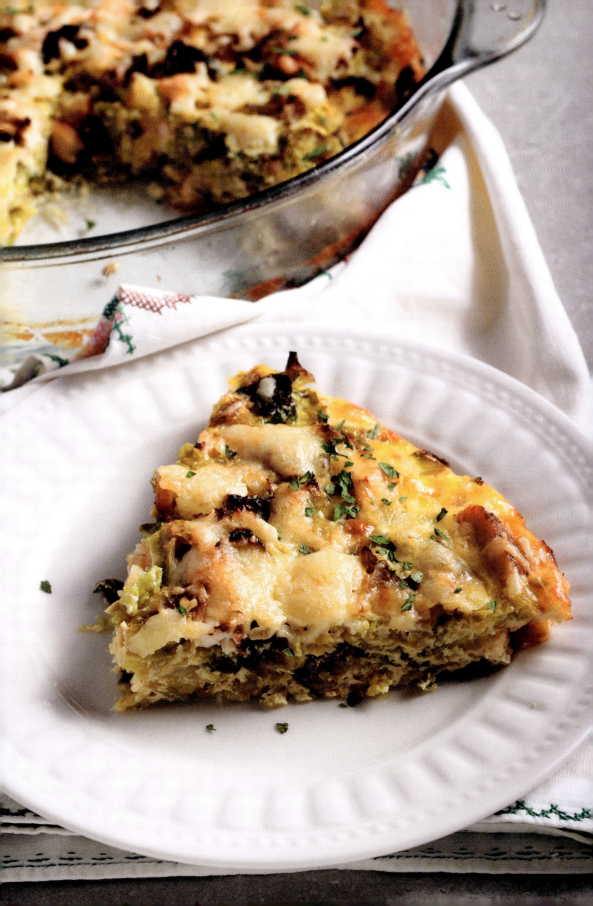

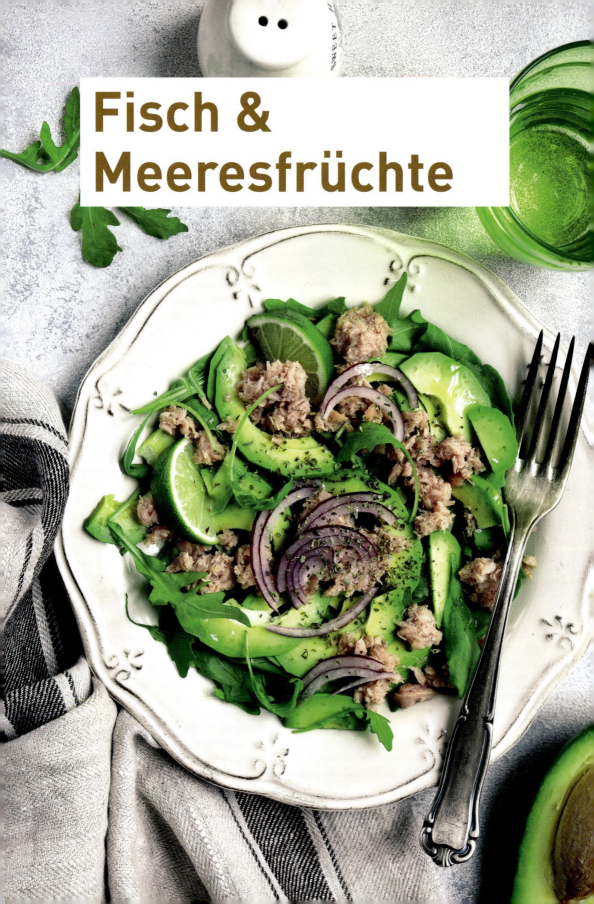

Fisch & Meeresfrüchte

Thunfisch-Avocado-Salat

Für 2 Personen,
Zubereitungszeit:
15 Minuten

Zutaten
Für den Salat
- 125 g Thunfisch naturell (aus der Dose)
- 1 Avocado
- 1 rote Zwiebel
- 1 Bund Rucola

Für das Dressing
- 1 Limette
- 1 TL Aceto balsamcio (bianco)
- 1 TL Olivenöl
- Salz, Pfeffer

Zubereitung

1. Den Thunfisch abtropfen lassen, leicht zerpflücken und in eine Schüssel geben. Die Avocado halbieren, den Kern entfernen und die Hälften schälen. Das Fruchtfleisch in dünne Spalten schneiden.
2. Die Zwiebel schälen und in feine Ringe schneiden. Den Rucola verlesen, putzen, waschen und trocken schleudern. Avocado, Zwiebel und Rucola zu dem Thunfisch geben.
3. Für das Dressing die Limette halbieren und auspressen. Limettensaft, Aceto balsamico, Öl, Salz und Pfeffer verrühren. Das Dressing über den Salat geben und alles gut vermischen.

Nährwerte pro Portion
220 kcal, 17 g Eiweiß, 12,7 g Fett, 6,6 g Kohlenhydrate, 13,5 µg Jod

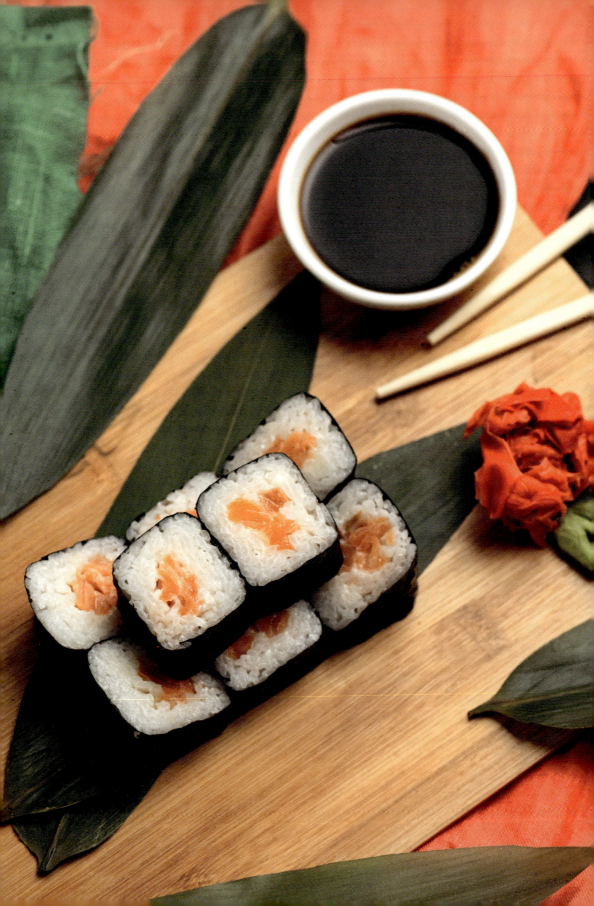

Fisch & Meeresfrüchte

Sushi mit Lachs

**Für 2 Personen,
Zubereitungszeit:
40 Minuten**

Zutaten
- 175 g Sushi-Reis
- 250 ml Wasser
- 3 EL Reisessig
- Salz
- ½ TL Zucker
- 150 g rohes Lachsfilet (Sushi-Qualität)
- 2 Lagen Nori-Algenblätter
- ½ TL Wasabi (Tube, Glas)
- 10 g eingelegter Ingwer
- 2–3 EL Sojasauce

Zubereitung

1. Den Reis nach Packungsanweisung kochen (er lässt sich auch gut am Vortag zubereiten und dann besser weiterverarbeiten). Dazu den Sushi-Reis in einem feinen Sieb kalt abspülen, bis das Wasser klar ist, und etwa 20 Minuten im Sieb abtropfen lassen. Anschließend 2 Minuten bei mittlerer Hitze offen kochen, dann 20 Minuten zugedeckt auf der ausgeschalteten Herdplatte quellen lassen. Den Topfdeckel öffnen, den Reis mit einem sauberen Geschirrtuch bedecken und nochmals 10 Minuten stehen lassen.
2. Reisessig, Salz und Zucker in einen Topf geben und erhitzen, aber nicht kochen lassen. So lange rühren, bis sich Zucker und Salz aufgelöst haben. Den Sushi-Reis in eine Schüssel geben und etwas auseinanderpflücken. Das Essiggemisch untermengen und den Reis vollständig auskühlen lassen. Bis zur Weiterverarbeitung mit einem feuchten Tuch bedecken.
3. Das Lachsfilet waschen, trocken tupfen und in 4 längliche Stücke schneiden. Den Reis in 4 Portionen teilen. Die Noriblätter halbieren und auf die Arbeitsfläche legen. Jeweils eine Portion Reis der Länge nach darauf verteilen und etwas Wasabi darüberstreichen. Eingelegte Ingwerstücke und Lachs obenauf legen. Das Noriblatt vorsichtig aufrollen. Die Rollen mit einem scharfen Messer in dünne Scheiben schneiden. Die Sojasauce zum Eintunken in Schälchen geben.

Nährwerte pro Portion
246 kcal, 11,4 g Eiweiß, 4,8 g Fett, 37,8 g Kohlenhydrate, 13,5 µg Jod

Roter Heringssalat

**Für 2 Personen,
Zubereitungszeit:
15 Minuten**

Zutaten
Für den Salat
- 200 g Heringsfilet
- 1 Rote-Bete-Knolle (gegart und vakuumverpackt)
- 1 Zwiebel
- 2 Frühlingszwiebeln
- 50 g Kichererbsen (Glas/Dose)
- ½ kleine Steckrübe

Für das Dressing
- ¼ weiße Zwiebel
- 1 kleine Knoblauchzehe
- 50 g Lauch
- 1 Chilischote (am besten Thai-Chili)
- 5 EL Aceto balsamico
- 1 TL Kokosblütenzucker
- 1 TL Noilly Prat (trockener Wermut)
- ½ TL Olivenöl
- ½ TL Honig
- Salz

Zubereitung

1. Für den Salat das Heringsfilet in kleine Stücke schneiden. Die Rote Bete in Würfel schneiden. Die Zwiebel schälen und in feine Ringe schneiden. Die Frühlingszwiebeln putzen, waschen und in dünne Ringe schneiden. Alles in eine Schüssel geben.
2. Die Kichererbsen in ein Sieb geben, mit kaltem Wasser abspülen und abtropfen lassen. Die Steckrübe schälen und in kleine Stücke schneiden. Beides ebenfalls in die Schüssel geben und vermischen.
3. Für das Dressing die Zwiebel und den Knoblauch schälen und fein hacken. Den Lauch und die Chili waschen und in sehr feine Streifen schneiden (wer es nicht so scharf mag, entfernt bei der Chili die Kerne). Aceto balsamico, Kokosblütenzucker, Noilly Prat, Olivenöl und Honig verrühren. Zwiebel, Knoblauch, Lauch, Chili unterrühren. Mit Salz abschmecken, dann das Dressing über den Salat verteilen und gut mischen.

Nährwerte pro Portion
465 kcal, 24,4 g Eiweiß, 20,7 g Fett, 38,2 g Kohlenhydrate, 54 µg Jod

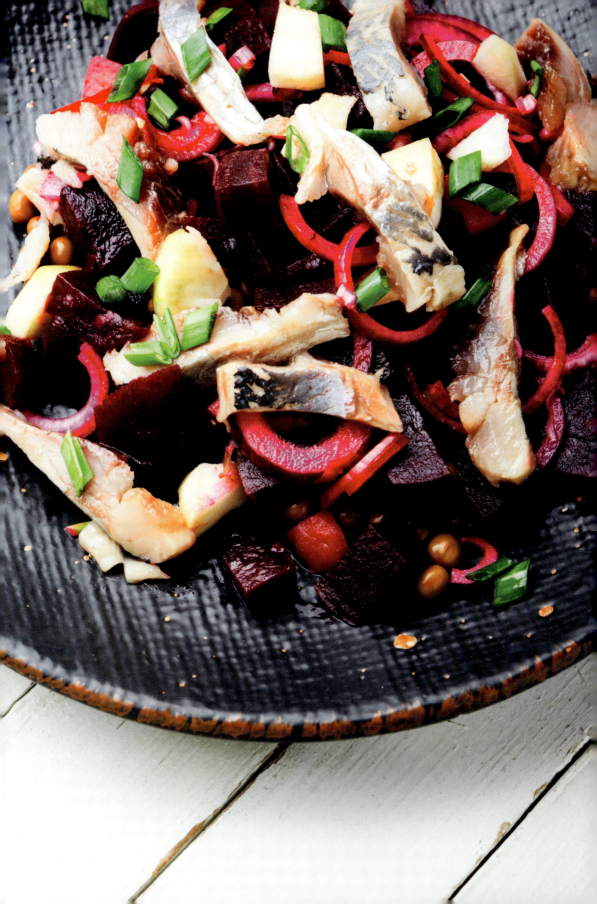

Lachsrolle mit Spinat

Für 4 Personen,
Zubereitungszeit:
20 Minuten +
6 Stunden Kühlzeit

Zutaten
- 150 g junger Spinat
- 4 Eier (Größe M)
- 50 g geriebener Käse
- Salz, Pfeffer
- 250 g Räucherlachs in Scheiben
- 200 g Kräuterfrischkäse (20 % Fett)
- 1–2 EL Zitronensaft

Zubereitung

1. Den Backofen auf 200 °C Ober-/Unterhitze vorheizen. Den Spinat verlesen, waschen, trocken schleudern und dann fein hacken. Die Eier in einer Schüssel schaumig schlagen. Den Spinat und den geriebenen Käse unterrühren. Mit Salz und Pfeffer würzen.
2. Die Spinat-Eier-Masse auf ein mit Backpapier belegtes Backblech geben und glatt streichen. Im Ofen etwa 10 Minuten backen, herausnehmen und kurz abkühlen lassen.
3. Die Spinat-Eier-»Platte« mit Frischhaltefolie abdecken und auf ein großes Brett stürzen. Das Backpapier abziehen. Die Platte mit dem Frischkäse bestreichen und den Lachs darauf verteilen. Mit Zitronensaft beträufeln. Das Ganze vorsichtig aufrollen, in Frischhaltefolie wickeln und mindestens 6 Stunden, am besten über Nacht, durchkühlen lassen.
4. Die Lachsrolle aus der Folie wickeln, mit einem scharfen Messer in Scheiben schneiden und kalt genießen.

Nährwerte pro Portion
370 kcal, 27,3 g Eiweiß, 27,8 g Fett, 2,3 g Kohlenhydrate, 17,7 µg Jod

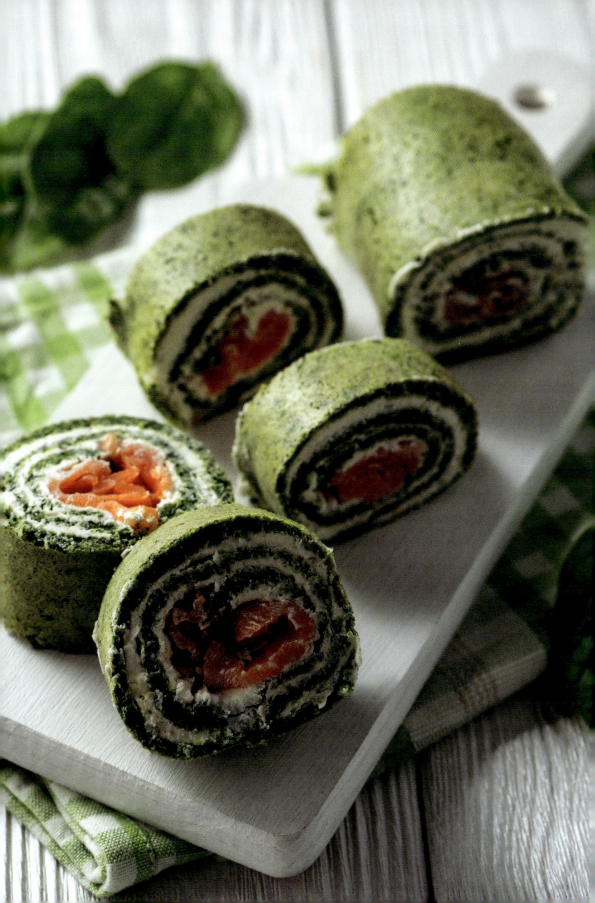

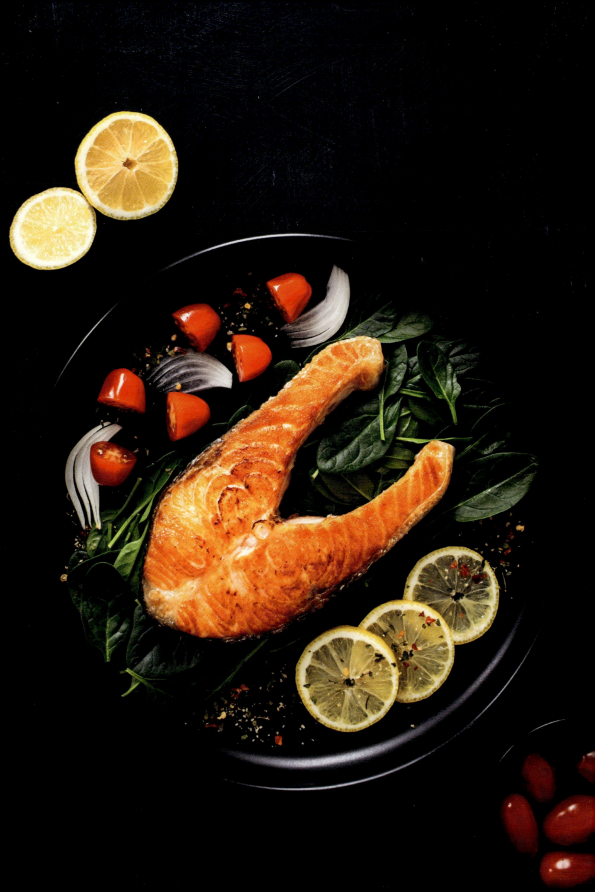

Lachskoteletts mit Spinat

Für 2 Personen,
Zubereitungszeit:
20 Minuten

Zutaten
- 2 Lachskoteletts (à 180 g)
- Salz, bunter Pfeffer
- 200 g Blattspinat
- 1 rote Zwiebel
- 100 g Kirschtomaten
- 1 Zitrone
- 2 EL Rapsöl

Zubereitung

1. Die Lachskoteletts waschen und trocken tupfen. Mit Salz und Pfeffer würzen. Den Spinat verlesen, waschen und abtropfen lassen. Die Zwiebel schälen und in feine Ringe schneiden. Die Kirschtomaten waschen und halbieren. Die Zitrone waschen, trocken reiben und in Scheiben schneiden.
2. Das Öl in einer Pfanne erhitzen. Die Lachskoteletts darin etwa 10 Minuten braten. Herausnehmen.
3. Spinat, Tomaten, Zwiebeln und Zitronenscheiben ins Bratfett geben und kurz erhitzen. Mit Salz und Pfeffer würzen und auf Teller geben. Den Lachs auf dem Gemüse angerichtet servieren.

Nährwerte pro Portion
452 kcal, 39,4 g Eiweiß, 30,6 g Fett, 3 g Kohlenhydrate, 21,6 µg Jod

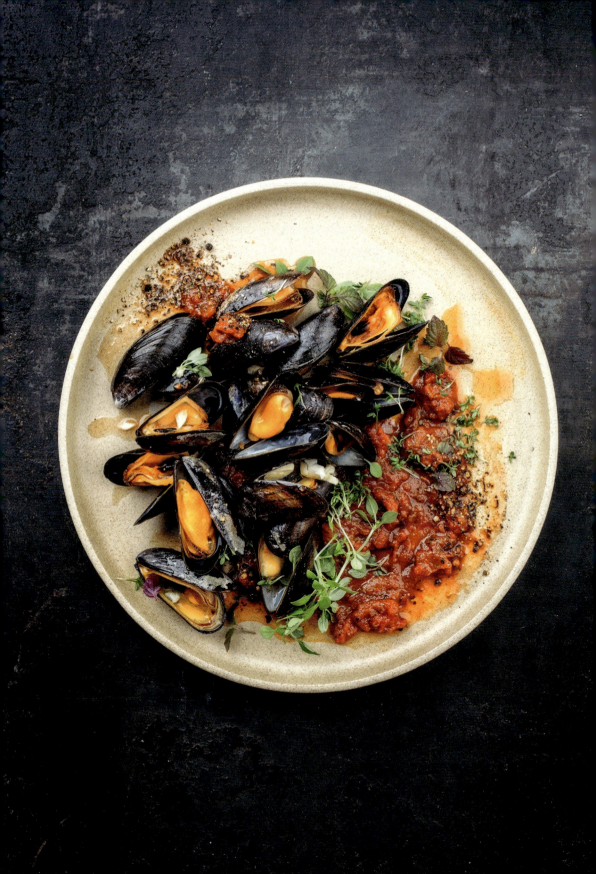

Miesmuscheln in Tomatensugo

**Für 4 Personen,
Zubereitungszeit:
30 Minuten**

Zutaten
- 3 kg Miesmuscheln
- 2 Frühlingszwiebeln
- 1 Zwiebel
- 2 Knoblauchzehen
- 3 EL Olivenöl
- 2 EL Tomatenmark
- 250 ml Gemüsebrühe
- 2 Dosen stückige Tomaten (à 400 g)
- Salz, Pfeffer
- Kresse nach Belieben

Zubereitung

1. Die Miesmuscheln gründlich waschen, eventuell vorhandene Bärte entfernen und die Muscheln in einem Sieb abtropfen lassen. Muscheln, die sich beim Waschen öffnen, sind ungenießbar und müssen entfernt werden.
2. Die Frühlingszwiebeln putzen, waschen und in feine Ringe schneiden. Die Zwiebel und die Knoblauchzehen schälen, fein würfeln und in einem Topf im heißen Öl andünsten. Die Frühlingszwiebeln hinzugeben und kurz mitdünsten.
3. Das Tomatenmark einrühren und anschwitzen. Die Brühe und die Tomaten dazugeben, mit Salz und Pfeffer würzen und etwa 15 Minuten köcheln lassen.
4. Die Muscheln in den Topf geben und zugedeckt etwa 10 Minuten garen, bis sie sich öffnen (Muscheln, die sich nicht öffnen, entfernen!). Die Miesmuscheln mit dem Sud servieren und nach Belieben mit Kresse garnieren.

Nährwerte pro Portion
323 kcal, 27,5 g Eiweiß, 15 g Fett, 18,3 g Kohlenhydrate, 465 µg Jod

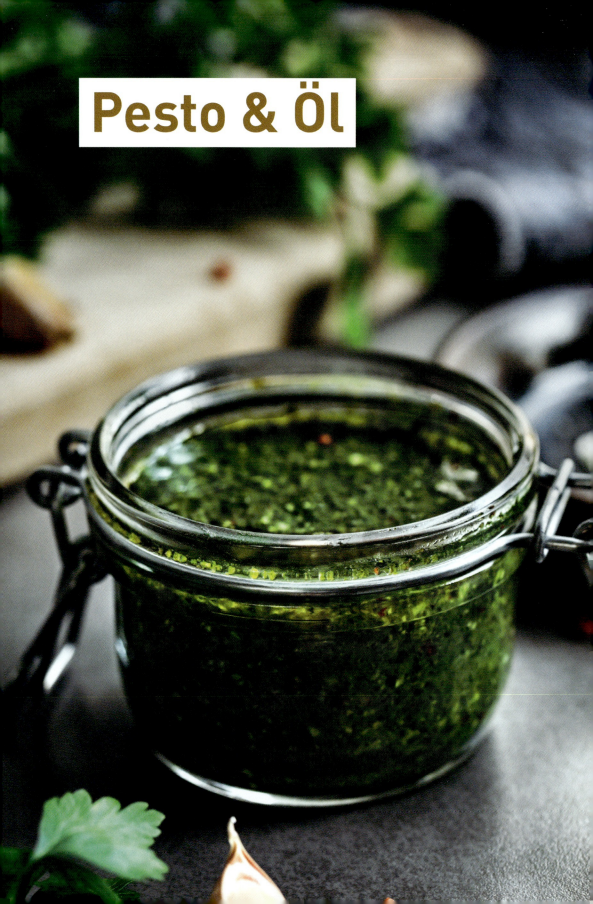

Pesto & Öl

Petersilien-Pesto

Für 2 Gläser (à ca. 150 ml), Zubereitungszeit: 10 Minuten

Zutaten
- 2 Bund Petersilie
- 1–2 Knoblauchzehen (nach Geschmack)
- 2 EL Zitronensaft
- 50 g Pinienkerne
- 50 g geriebener Parmesan
- 100 ml natives Olivenöl
- Salz, Pfeffer

Zubereitung
1. Die Gläser mit siedendem Wasser ausspülen und gut trocknen.
2. Die Petersilie waschen, trocken schütteln und klein schneiden. Den Knoblauch schälen und in Stücke schneiden. Petersilie und Knoblauch in einen hohen Rührbecher oder Standmixer geben.
3. Zitronensaft, Pinienkerne, Parmesan und Olivenöl zu der Petersilie geben und mit dem Stab- oder Standmixer fein pürieren. Mit Salz und Pfeffer abschmecken. In die Gläser füllen, mit etwas Öl bedecken und verschließen.

Nährwerte pro 50 g (2 EL)
224 kcal, 5 g Eiweiß, 21,8 g Fett, 2 g Kohlenhydrate, 7 µg Jod

Selbstgemachtes Thymianöl

Für 1 Flasche (0,5 l), Zubereitungszeit 5 Minuten + Zeit zum Durchziehen

Zutaten
- 1 Bund Thymian
- ½ l Olivenöl

Zubereitung

1. Thymian vorsichtig säubern, möglichst nicht waschen. Die Thymianzweige in eine saubere, mit siedendem Wasser ausgespülte, Flasche geben. Mit dem Olivenöl übergießen, bis der Thymian vollständig bedeckt sind. Die Flasche luftdicht verschließen.

2. An einem dunklen, kühlen Ort für 1 bis 4 Wochen ziehen lassen. Je länger das Öl durchzieht, umso intensiver wird der Geschmack. Ab und zu leicht durchschütteln, um Schimmelbildung vorzubeugen.

! **Tipp:** Man kann auch andere frische Kräuter wie Oregano, Rosmarin oder Bohnenkraut verwenden, ganz nach Geschmack. Wer ein feuriges Öl bevorzugt, gibt noch Chilischoten dazu.

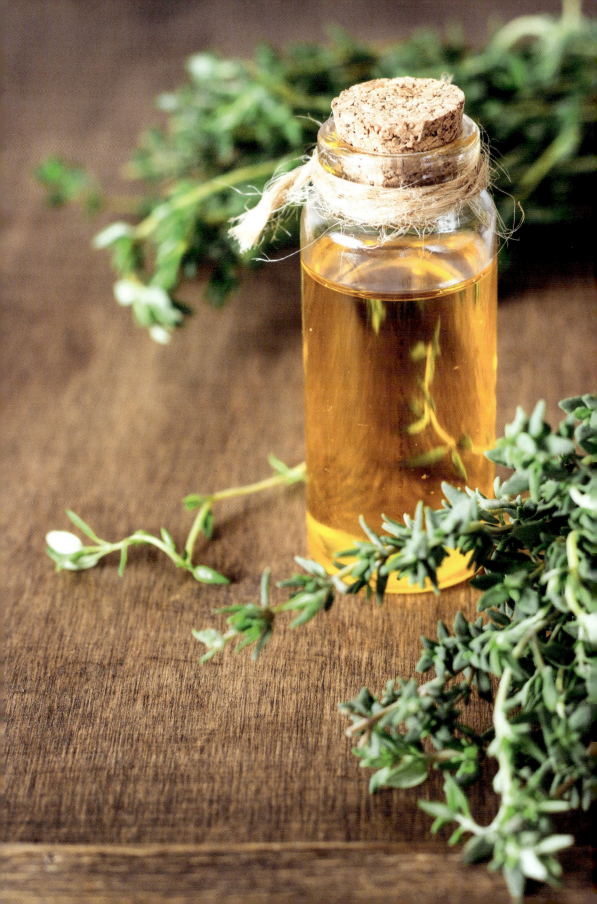

Frühstück

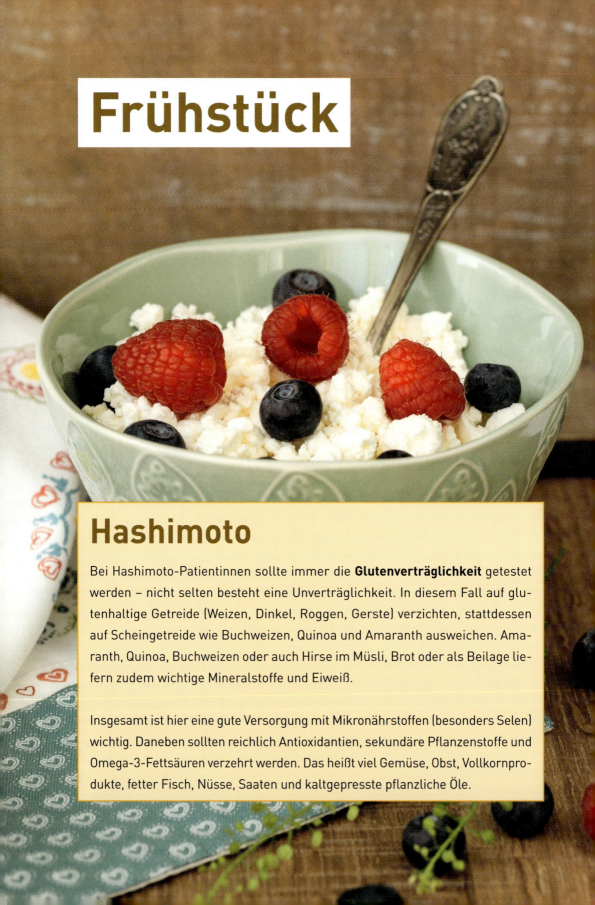

Hashimoto

Bei Hashimoto-Patientinnen sollte immer die **Glutenverträglichkeit** getestet werden – nicht selten besteht eine Unverträglichkeit. In diesem Fall auf glutenhaltige Getreide (Weizen, Dinkel, Roggen, Gerste) verzichten, stattdessen auf Scheingetreide wie Buchweizen, Quinoa und Amaranth ausweichen. Amaranth, Quinoa, Buchweizen oder auch Hirse im Müsli, Brot oder als Beilage liefern zudem wichtige Mineralstoffe und Eiweiß.

Insgesamt ist hier eine gute Versorgung mit Mikronährstoffen (besonders Selen) wichtig. Daneben sollten reichlich Antioxidantien, sekundäre Pflanzenstoffe und Omega-3-Fettsäuren verzehrt werden. Das heißt viel Gemüse, Obst, Vollkornprodukte, fetter Fisch, Nüsse, Saaten und kaltgepresste pflanzliche Öle.

Beeren mit Hüttenkäse

Für 1 Person,
Zubereitungszeit:
8 Minuten

Zutaten

- 100 g Himbeeren
- 100 g Blaubeeren
- 100 g Magerquark
- 100 g Hüttenkäse
- 50 g griechischer Joghurt (10 % Fett)
- 25 g gehackte Mandeln
- 1 EL Vanille-Rohrzucker
- 1 EL Rohrohrzucker

Zubereitung

1. Die Himbeeren und die Blaubeeren verlesen, waschen und trockentupfen.
2. Quark, Hüttenkäse und Joghurt verrühren. Dann Mandeln und Zucker dazugeben und alles gut verrühren.
3. Die Creme in ein Schälchen geben, die Beeren unterheben und genießen.

Nährwerte pro Portion
557 kcal, 35,3 g Eiweiß, 23,7 g Fett, 40,1 g Kohlenhydrate, 32 µg Jod

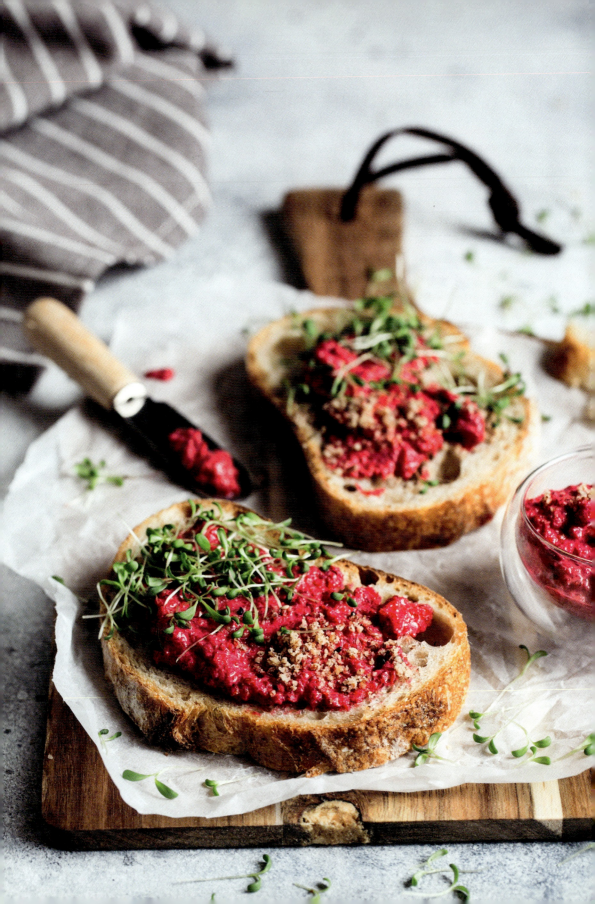

Rote-Bete-Hummus

**Für 2 Personen,
Zubereitungszeit:
10 Minuten**

Zutaten
- 100 g Kichererbsen (Glas/Dose)
- 1 Rote Bete (gegart und vakuumverpackt)
- 1 EL Zitronensaft
- 40 g Frischkäse (20 % Fett)
- ¼ TL Paprikapulver (rosenscharf)
- ¼ TL gemahlener Kreuzkümmel
- Salz, Pfeffer
- 20 g gemahlene Walnüsse
- Kresse nach Belieben

1. Die Kichererbsen in ein Sieb geben, mit kaltem Wasser abspülen, gut abtropfen lassen und in einen hohen Rührbecher geben. Die Rote Bete in kleine Stücke schneiden.
2. Rote Bete, Zitronensaft, Frischkäse, Paprikapulver, Kreuzkümmel, Salz und Pfeffer zu den Kichererbsen geben und mit dem Stabmixer fein pürieren. Abschmecken.
3. Das Hummus mit Walnüssen und Kresse angerichtet servieren.

Nährwerte pro Portion
191 kcal, 8,6 g Eiweiß, 9,5 g Fett, 15,3 g Kohlenhydrate, 1,2 µg Jod

Tipp: Das Rote-Bete-Hummus schmeckt gut auf Brot. Wählen Sie am besten ein Vollkornbrot mit wenig Gluten.

Frühstück

Avocado mit griechischer Füllung

Für 4 Personen,
Zubereitungszeit:
15 Minuten

Zutaten
- 2 reife Avocados
- 2 Strauchtomaten
- 2 EL Zwiebeln
- 4 Stängel Basilikum
- 100 g Feta
- 4 EL Aceto balsamico
- Salz, Pfeffer

Zubereitung

1. Die Avocados halbieren und den Kern entfernen. Die Tomaten waschen und in Würfel schneiden. Die Zwiebeln schälen und fein hacken. Basilikum waschen, trocken schütteln und hacken. Den Feta zerbröseln.
2. Tomaten, Zwiebeln, Feta, Basilikum und Aceto balsamico mischen. Mit Salz und Pfeffer würzen.
3. Die Avocadohälften mit der Tomaten-Feta-Mischung füllen und mit einem kleinen Löffel genießen.

Nährwerte pro Portion
195 kcal, 5,5 g Eiweiß, 15,5 g Fett, 6,4 g Kohlenhydrate, 22,5 µg Jod

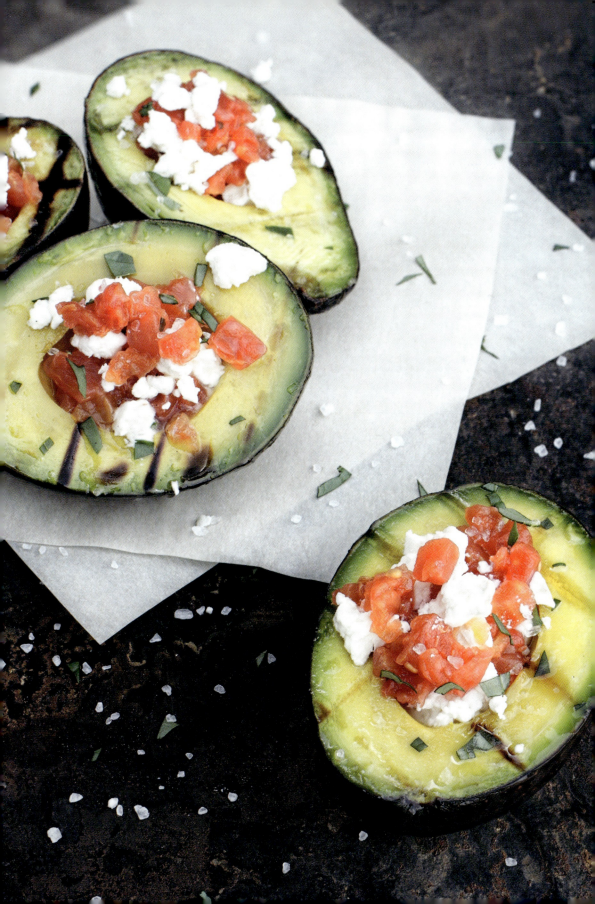

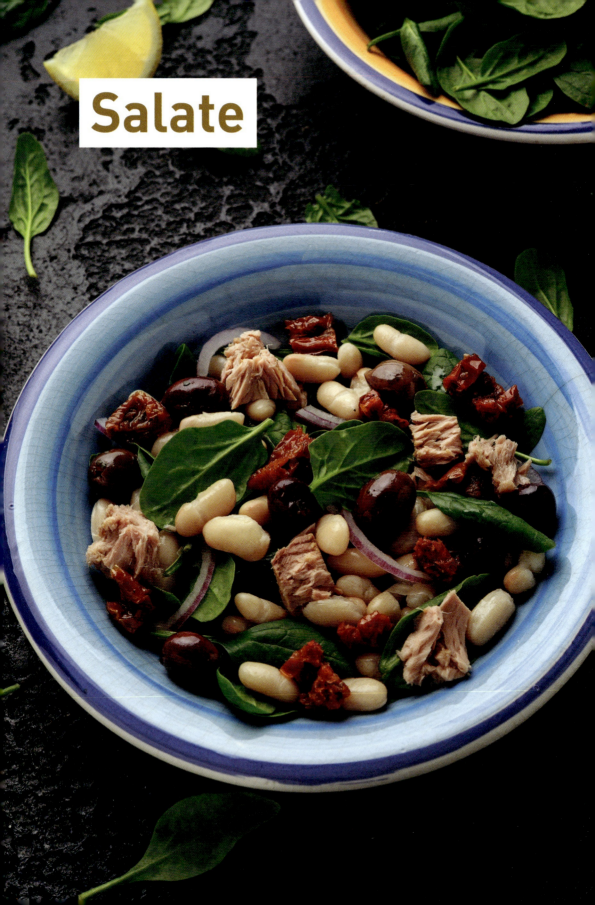

Salate

Bunter Bohnensalat mit Thunfisch

**Für 4 Personen,
Zubereitungszeit:
20 Minuten**

Zutaten
Für den Salat
- 200 g frische grüne Bohnen
- Salz
- 1 kl. Dose weiße Bohnen (Abtropfgewicht 250 g)
- 1 kl. Dose Kidneybohnen (Abtropfgewicht 250 g)
- 1 rote Zwiebel
- 50 g getrocknete Tomaten
- 50 g schwarze Oliven (ohne Stein)
- 50 g Babyspinat
- 1 Dose Thunfisch naturell (125 g Abtropfgewicht)

Für das Dressing
- 1 EL Zitronensaft
- 2 EL Weißweinessig
- ½ TL Senf
- ½ TL Tomatenmark
- ½ TL Meerrettich (aus dem Glas)
- Pfeffer nach Belieben
- 1 EL Olivenöl
- 2 Stängel frischer Thymian
- 2 Stängel frisches Basilikum

Zubereitung

1. Die grünen Bohnen putzen, waschen und in gesalzenem Wasser 15–20 Minuten kochen. Abgießen, abtropfen lassen, in eine Schüssel geben und etwas abkühlen lassen.
2. Die weißen Bohnen und die Kidneybohnen in ein Sieb abgießen, mit kaltem Wasser gründlich abspülen und gut abtropfen lassen. Die Zwiebel schälen und in feine Ringe schneiden. Die Tomaten klein schneiden.
3. Weiße Bohnen, Kidneybohnen, Tomaten, Zwiebeln und Oliven zu den grünen Bohnen geben. Den Spinat verlesen, waschen und abtropfen lassen. Den Thunfisch abgießen, zerpflücken und zusammen mit dem Spinat in die Schüssel geben.
4. Für das Dressing Thymian waschen, trocken schütteln und klein hacken. Zitronensaft, Weißweinessig, Senf, Tomatenmark, Meerrettich, Salz, Pfeffer, Öl und Thymian verrühren. Basilikum waschen, trocken schütteln und die Blättchen abzupfen. Das Dressing über den Salat geben und alles gut vermischen. Mit den Basilikumblättchen bestreuen.

Nährwerte pro Portion
268 kcal, 21,1 g Eiweiß, 6 g Fett, 25,8 g Kohlenhydrate, 10 µg Jod

Blumenkohl-Birnen-Salat

**Für 2 Personen,
Zubereitungszeit:
30 Minuten**

Zutaten

Für den Salat
- 400 g Blumenkohl
- 1 TL Olivenöl
- 75 g braune Champignons
- 150 g Rucola
- 1 Möhre
- 1 Birne
- 20 g Pinienkerne

Für das Dressing
- 30 g Joghurt (1,5% Fett)
- 1 EL Olivenöl
- 3 EL Orangensaft (zuckerfrei)
- 1 TL Currypulver
- Salz, Pfeffer
- 1/2 Bund frische Kräuter (Thymian, Petersilie, Basilikum)

Zubereitung

1. Den Blumenkohl putzen, waschen, in kleine Röschen teilen und 5 Minuten in einer Pfanne mit Öl anbraten.
2. Die Champignons trocken abreiben und in dünne Scheiben schneiden. Den Rucola verlesen, waschen und trocken schleudern. Die Möhre schälen und in feine Scheiben schneiden. Die Birne waschen, vierteln und das Kerngehäuse entfernen. Die Viertel in dünne Spalten schneiden.
3. Blumenkohl, Champignons, Rucola, Möhre und Birne in einer Schüssel mischen. Die Pinienkerne in einer beschichteten Pfanne goldbraun rösten und beiseitelegen.
4. Für das Dressing Joghurt, Öl, Orangensaft, Curry, Salz und Pfeffer verrühren. Die Kräuter waschen, trocken tupfen, die Blättchen fein hacken und in das Dressing rühren. Die Soße über den Salat geben und alles gut vermischen.

Nährwerte pro Portion
237 kcal, 10,4 g Eiweiß, 11,6 g Fett, 18,1 g Kohlenhydrate, 10,6 µg Jod

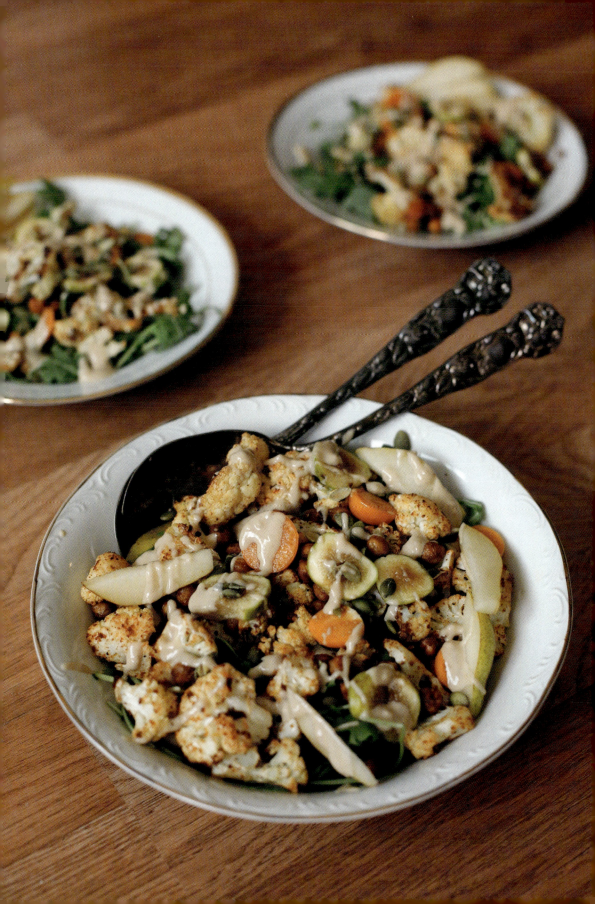

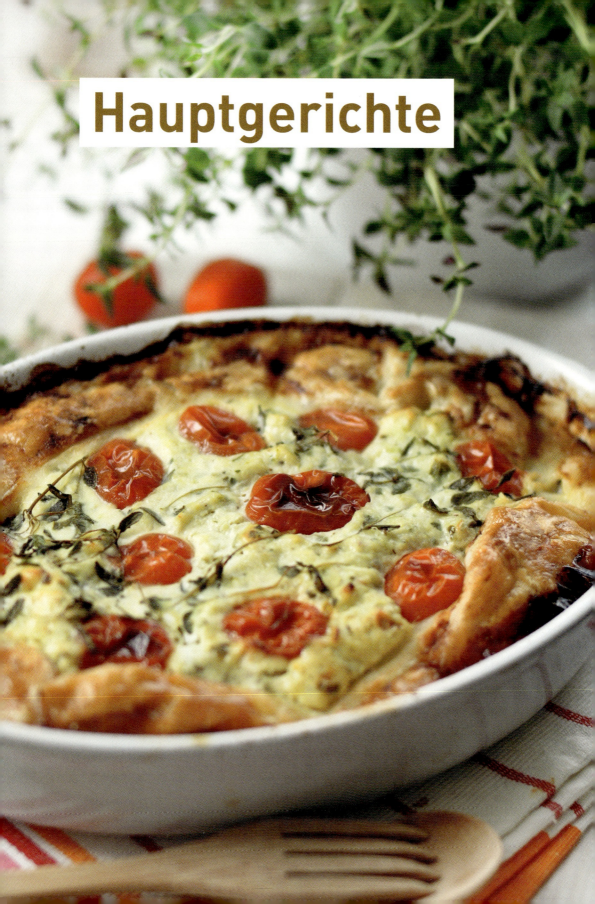

Hauptgerichte

Zwiebelquiche

**Für 4 Personen,
Zubereitungszeit:
60 Minuten**

Zutaten
- 125 g Dinkel-Vollkornmehl
- 125 g gemahlene Mandeln
- 3 EL Olivenöl
- 180 g Magerquark
- Salz
- 15–20 Kirschtomaten
- 2 Gemüsezwiebeln
- 1 Knoblauchzehe
- 1 gestr. TL grobes Meersalz
- 4 Eier (Größe M)
- 200 g Kochsahne (15 % Fett)
- 125 g geriebener Käse (30 % Fett i.Tr.)
- Pfeffer
- 2 EL Rosmarinnadeln

Außerdem:
- Auflauf- oder Tarteform

Zubereitung

1. Mehl, Mandeln, 2 EL des Öls, Quark und Salz in eine Schüssel geben und mit den Knethaken des Handrührgerätes zu einem glatten Teig verkneten.
2. Die Tomaten waschen. Die Gemüsezwiebeln schälen und in Würfel schneiden. Die Knoblauchzehe schälen und fein hacken. Die Zwiebeln im restlichen heißen Öl etwa 10 Minuten dünsten. Die Knoblauchzehe dazugeben und kurz mitdünsten. Mit Meersalz würzen. Etwas abkühlen lassen.
3. Den Backofen auf 200 °C Unter-/Oberhitze vorheizen. Den Boden einer Auflauf- oder Tarteform (etwa 26 cm ø) einfetten. Den Teig noch einmal durchkneten und auf leicht bemehlter Arbeitsfläche etwas größer als die Form ausrollen. Den Teig in die Form legen und am Rand hochdrücken. Den Boden mit einer Gabel mehrmals einstechen.
4. Die Zwiebelmasse auf dem Boden verteilen. Eier, Kochsahne, Käse, Salz, Pfeffer und Rosmarin verrühren. Den Guss auf der Zwiebelmasse verteilen. Die Tomaten obenauf legen. Die Quiche im Ofen 30–40 Minuten backen.

Nährwerte pro Portion
673 kcal, 35,5 g Eiweiß, 42,8 g Fett, 31,8 g Kohlenhydrate, 14,5 µg Jod

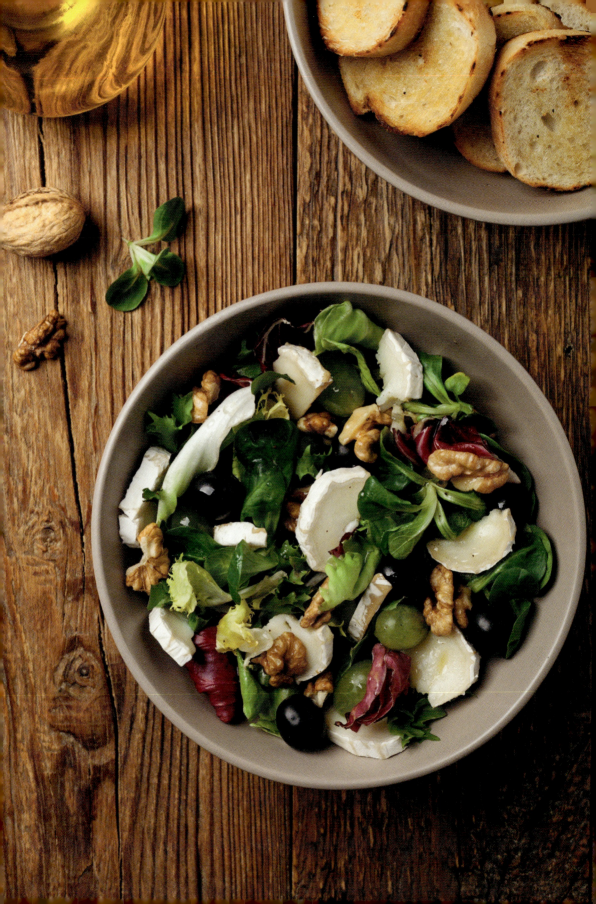

Ziegenkäserolle mit Salat

Für 2 Personen,
Zubereitungszeit:
15 Minuten

Zutaten

Für den Salat
- 100 g Feldsalat
- 30 g schwarze Oliven (ohne Stein)
- 50 g kernlose Weintrauben
- 10 g Walnusskerne
- 1 kleine Zwiebel
- 80 g Ziegenkäserolle

Für das Dressing
- 2 EL Weißweinessig
- 1 TL mittelscharfer Senf
- 1 TL Reissirup
- Salz, Pfeffer
- 2 EL Olivenöl

Zubereitung

1. Den Feldsalat verlesen, waschen und trocken schleudern. In eine Schüssel geben. Die Weintrauben waschen. Die Zwiebel schälen und fein würfeln. Weintrauben, Zwiebel und Oliven zum Salat in die Schüssel geben.
2. Den Ziegenkäse in mundgerechte Stücke schneiden. Die Walnusskerne in Viertel hacken. Beides zum Salat geben.
3. Für das Dressing Weißweinessig, Senf, Reissirup, Salz, Pfeffer und Olivenöl verrühren. Das Dressing über den Salat geben und gut vermischen.

! **Tipp:** Mit einer Scheibe geröstetem Baguette genießen.

Nährwerte pro Portion
323 kcal, 11 g Eiweiß, 25,8 g Fett, 10,4 g Kohlenhydrate, 19,4 µg Jod

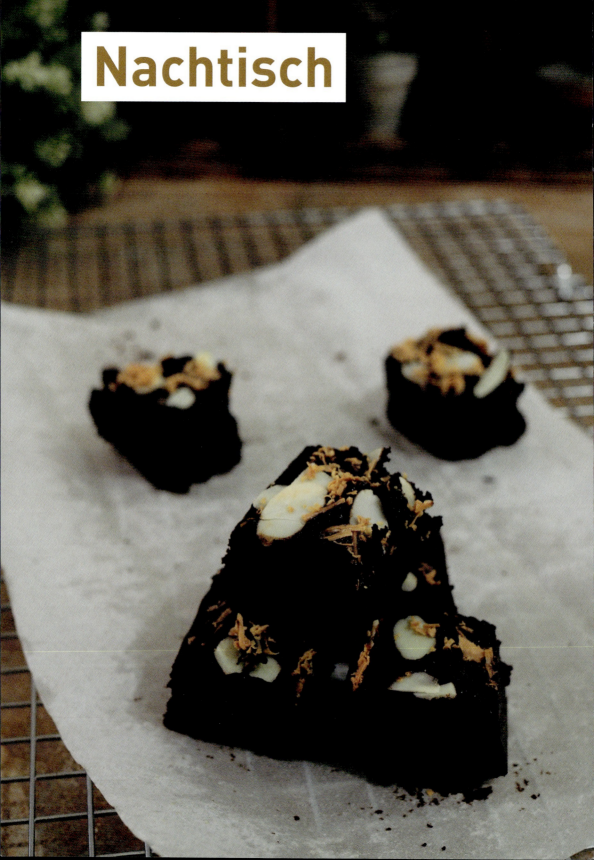

Nachtisch

Mandelbrownies – ohne Backen

Für 20 Stück,
Zubereitungszeit:
30 Minuten + Kühlzeit

Zutaten
- 15 Datteln (ca. 300 g)
- 150 g ganze, ungeschälte Mandeln
- 180 g Walnusskerne
- 100 g Kakaopulver
- 1 Msp. Salz
- 20 g Mandelblättchen
- 1 Bio-Orange (abgeriebene Schale)

Außerdem:
- Viereckige Backform oder Backrahmen (20 x 20 cm)

Zubereitung

1. Die Datteln entsteinen, grob hacken und für etwa 30 Minuten in etwas Wasser einweichen.
2. Die Mandeln grob hacken und beiseitestellen. Walnusskerne im Mixer auf höchster Stufe mahlen, bis sie zu Mehl werden. Kakaopulver und Salz in den Mixer geben und kurz verrühren.
3. Die Dattelstücke in ein Sieb gießen und abtropfen lassen, dabei das Einweichwasser auffangen. Datteln portionsweise in den Mixer zur Nuss-Kakao-Mischung geben und alles zu einem gleichmäßigen Teig verarbeiten (die Teigmasse sollte leicht zusammenkleben, ansonsten noch etwas Einweichwasser dazugeben). Zuletzt die grob gehackten Mandeln und Mandelblättchen einarbeiten.
4. Die Backform mit Pergamentpapier auslegen. Den Teig hineingeben und gleichmäßig flachdrücken. Mit der Orangenschale bestreuen. Mindestens 24 Stunden locker (nicht luftdicht) abgedeckt in den Kühlschrank stellen. Danach die Brownie-Platte aus der Form heben und in 20 Stücke schneiden. Die Brownies bleiben im Kühlschrank noch etwa 5 Tage haltbar.

! Tipp: Medjool-Datteln sind besonders reichhaltig, saftig und aromatisch. Sie lassen die Brownies nach Schokolade mit einer leichten Karamellnote schmecken.

Nährwerte pro Portion
185 kcal, 5,3 g Eiweiß, 12,7 g Fett, 10,5 g Kohlenhydrate, 0,2 µg Jod

Rezeptübersicht

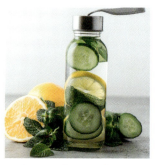
Zitronen-Gurken-Wasser
Seite 85

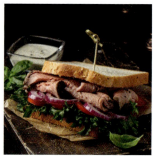
Roastbeef-Sandwich
Seite 87

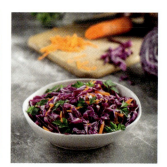
Rotkohl-Möhren-Salat
Seite 89

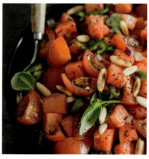
Tomaten-Melonen-Salat
Seite 90

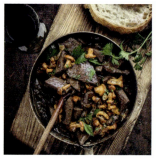
Kalbsleberpfanne
Seite 93

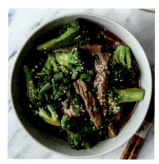
Rindfleisch-Brokkoli-Wok
Seite 94

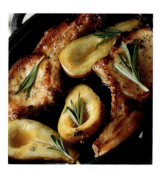
Kalbskotelett mit Bratbirne
Seite 97

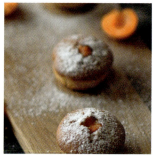
Aprikosen-Muffins
Seite 99

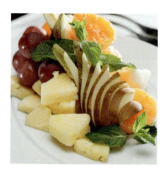
Obstsalat
Seite 100

Schilddrüse heilen

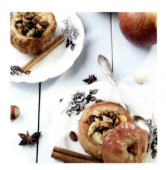
Bratapfel bayrische Art
Seite 102

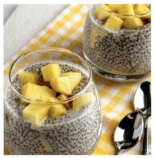
Chia-Pudding mit Mango
Seite 105

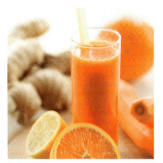
Orangen-Möhren-Smoothie
Seite 107

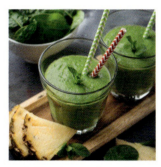
Spinat-Ananas-Smoothie
Seite 108

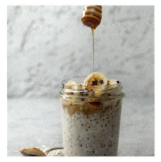
Overnight Oats
Seite 110

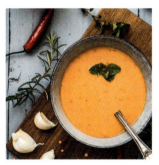
Linsen-Orangen-Suppe
Seite 113

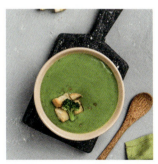
Brokkoli-Kartoffel-Suppe
Seite 114

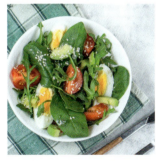
Spinatsalat mit Eiern
und Avocado
Seite 117

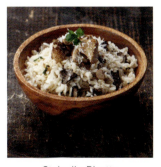
Steinpilz-Risotto
Seite 119

Rezeptübersicht

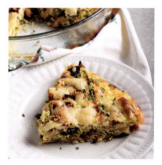
Spitzkohl-Auflauf
Seite 120

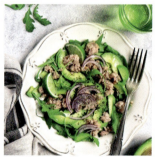
Thunfisch-Avocado-Salat
Seite 123

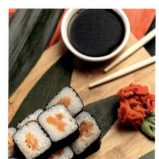
Sushi mit Lachs
Seite 125

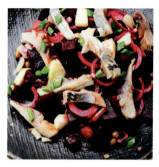
Roter Heringssalat
Seite 126

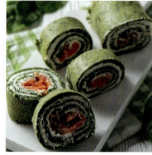
Lachsrolle mit Spinat
Seite 128

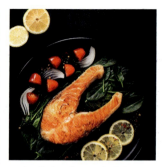
Lachskoteletts mit Spinat
Seite 131

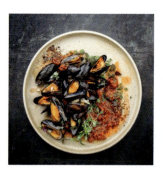
Miesmuscheln in Tomatensugo
Seite 133

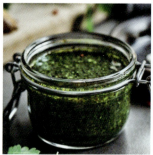
Petersilien-Pesto
Seite 135

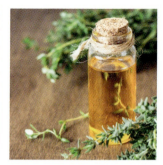
Selbstgemachtes Thymianöl
Seite 136

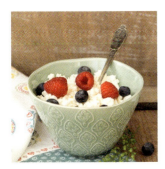
Beeren mit Hüttenkäse
Seite 139

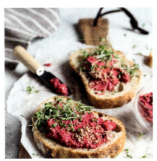
Rote-Bete-Humus
Seite 141

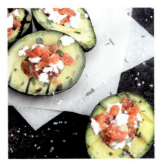
Avocado mit griechischer
Füllung
Seite 142

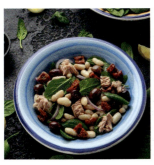
Bunter Bohnensalat
mit Thunfisch
Seite 145

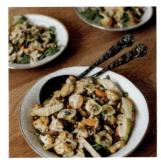
Blumenkohl-Birnen-Salat
Seite 146

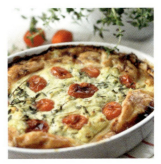
Zwiebelquiche
Seite 149

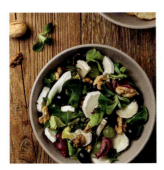
Ziegenkäserolle mit Salat
Seite 151

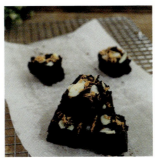
Mandelbrownies - ohne Backen
Seite 153

Über die Autoren

Linda Wittmark

Linda Wittmark ist Ernährungsberaterin und arbeitet seit vielen Jahren als freiberufliche Medizinjournalistin. Ihr Schwerpunkt liegt im Bereich der Ernährungsmedizin.

Die gebürtige Rheinländerin beschäftigt sich bei ihrer Arbeit mit den Auswirkungen der Ernährung auf den menschlichen Organismus. Auch die Möglichkeiten, mit einem gesunden Lebensstil Krankheiten vorzubeugen und Symptome bereits bestehender Erkrankungen zu lindern, sind ein wiederkehrendes Thema in ihren Ratgebertexten.

Wolfgang Link

Der aus TV und Medien bekannte Low Carb-Koch Wolfgang Link stammt aus dem mittelfränkischen Neuendettelsau. Nach seiner Kochausbildung in einem feinen Hotel/Gasthof und einigen weiteren Stationen in der Gastronomie verschlug es den charismatischen Koch in die Business-Gastronomie eines internationalen Automobilzulieferers, wo er heute den Catering-Service an mehreren Standorten leitet. Aufgrund seiner Liebe zum Beruf folgten verschiedene Ausbildungen, etwa zum Diätkoch, zum Küchenmeister und zum technischen Betriebswirt. Ein Meilenstein seiner beruflichen Weiterentwicklung war die Ausbildung zum LOGI-Experten.

Sein inzwischen sehr umfangreiches Betätigungsfeld reicht von Vorträgen über Kochkurse in seiner eigenen »Genussschule«, Kochshows, Gastro-Beratungen sowie einen eigenen You-Tube-Kanal bis hin zu regelmäßigen Fernsehauftritten im Bayerischen Fernsehen. Seiner Autorenfeder entstammen mittlerweile mehr als 20 Kochbücher, wovon einige Bestseller geworden sind.

Impressum

Rechtlicher Hinweis:
Soweit in diesem Buch medizinische Empfehlungen und Dosierungen genannt werden, haben die Autoren größtmögliche Sorgfalt walten lassen. Die Informationen aus diesem Buch können dennoch keinesfalls eine ärztliche Behandlung ersetzen. Über die individuelle Therapie und den gegebenenfalls nötigen Medikamenteneinsatz kann nur in Abstimmung mit dem behandelnden Arzt entschieden werden.

Copyright © 2021 Weltbild GmbH & Co. KG,
Werner-von-Siemens-Str. 1, 86159 Augsburg

Alle Rechte vorbehalten.
Nachdruck, auch auszugsweise, sowie Verbreitung durch Film, Funk und Fernsehen, durch fotomechanische Wiedergabe, Tonträger und Datenverarbeitungssysteme jeglicher Art nur mit schriftlicher Genehmigung des Verlages.

Redaktion:	Schmieder-Media GmbH, Lünen
Gestaltung und Satz:	creative Vision, Lünen
Fotografie:	shutterstock.com
Coverfoto:	shutterstock.com
Umschlaggestaltung:	Maria Seidel, atelier-seidel.de
	creative Vision, Lünen
Druck und Bindung:	COULEURS Print & More GmbH, Köln
Printed in the EU	
ISBN:	978-3-8289-4484-8
Einkaufen im Internet:	*www.orbisana.de*